Zorg voor de verstandelijk gehandicapte

Basiswerken Verpleging en Verzorging
onder hoofdredactie van:

Drs. J.H.J. de Jong MHA
Drs. IJ.D. Jüngen
Drs. J.A.M. Kerstens
S. van der Meijden-Meijer
E.M. Sesink

Zorg voor de verstandelijk gehandicapte

Basiswerken Verpleging en Verzorging

Auteur:
Y. van de Ven

Werkredactie:
drs. IJ.D. Jüngen

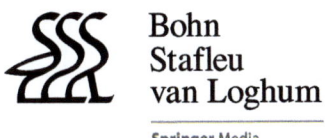
Bohn
Stafleu
van Loghum
Springer Media

Houten 2012

© 2012 Bohn Stafleu van Loghum, onderdeel van Springer Media

Alle rechten voorbehouden. Niets uit deze uitgave mag worden verveelvoudigd, opgeslagen in een geautomatiseerd gegevensbestand, of openbaar gemaakt, in enige vorm of op enige wijze, hetzij elektronisch, mechanisch, door fotokopieën of opnamen, hetzij op enige andere manier, zonder voorafgaande schriftelijke toestemming van de uitgever.

Voor zover het maken van kopieën uit deze uitgave is toegestaan op grond van artikel 16b Auteurswet j° het Besluit van 20 juni 1974, Stb. 351, zoals gewijzigd bij het Besluit van 23 augustus 1985, Stb. 471 en artikel 17 Auteurswet, dient men de daarvoor wettelijk verschuldigde vergoedingen te voldoen aan de Stichting Reprorecht (Postbus 3060, 2130 KB Hoofddorp). Voor het overnemen van (een) gedeelte(n) uit deze uitgave in bloemlezingen, readers en andere compilatiewerken (artikel 16 Auteurswet) dient men zich tot de uitgever te wenden.

Samensteller(s) en uitgever zijn zich volledig bewust van hun taak een betrouwbare uitgave te verzorgen. Niettemin kunnen zij geen aansprakelijkheid aanvaarden voor drukfouten en andere onjuistheden die eventueel in deze uitgave voorkomen.

ISBN 978-90-313-7535-6
NUR 897

Ontwerp omslag: Bottenheft, Marijenkampen
Ontwerp binnenwerk: Studio Bassa, Culemborg
Automatische opmaak: Crest Premedia Solutions (P) Ltd, Pune, India
Foto omslag: Jack van Asperdt
Fotografie: Nynke Thien

Met dank aan Rene Braaksma voor redactie en Amerpoort voor het mogen fotograferen op locatie.

Dank aan de Hartekampgroep voor het gebruik van de zorgprogramma's. Voor een aantal onderwerpen waren deze een ondersteuning voor de auteur.

Bohn Stafleu van Loghum
Het Spoor 2
Postbus 246
3990 GA Houten

www.bsl.nl

Inhoud

	Woord vooraf	7
	Over de auteur	9
1	**De verstandelijk-gehandicaptenzorg**	10
1.1	Het begrip 'verstandelijke handicap'	11
1.2	Historische ontwikkelingen naar de hedendaagse zorg	11
1.3	De rol van de begeleider	13
1.4	Voorzieningen	15
2	**Verschillende soorten verstandelijke handicaps**	20
2.1	Oorzaken	20
2.2	Veelvoorkomende syndromen	22
2.3	Indeling naar niveau van de verstandelijke handicap	31
3	**Het ondersteuningsplan**	35
3.1	Individueel plan	35
3.2	Methodische zorgverlening	36
3.3	Algemene regels	40
3.4	Voorbeeld van een ondersteuningsplan	41
4	**Zorg bij lichamelijke problemen**	46
4.1	Voedings- en eetgerelateerde problemen	46
4.2	Bewegingsproblemen en motoriek	53
4.3	Zintuiglijke problemen	62
4.4	Epilepsie	65
4.5	Obstipatie	73
4.6	Diabetes mellitus	76
4.7	Wonden	78

5	**Psychische en gedragsproblemen**	**82**
5.1	Psychische problemen	82
5.2	Seksualiteit	97
5.3	Ouder worden	99
5.4	Sterven en stervensbegeleiding	104
6	**Begeleiding en communicatie**	**109**
6.1	Communicatie	109
6.2	Benaderingswijzen	112
6.3	Fixatie	122
6.4	Begeleiden van een groep	125
7	**Multidisciplinaire zorg**	**128**
7.1	Inschakelen van medische zorg	128
7.2	Paramedische zorg	131
7.3	Activiteiten en zinvolle dagbesteding	135
7.4	Psychologische zorg	137
7.5	Orthopedagogische zorg	137
7.6	Maatschappelijk werk	138
7.7	Levensbeschouwelijke ondersteuning	139
7.8	Vertrouwenspersoon	140
8	**Wet- en regelgeving**	**142**
8.1	Belangrijkste wetten voor de VGZ	143
8.2	Indicatiestelling	150
8.3	Budgettering	152
8.4	Verantwoorde zorg in de VGZ	154
8.5	Veiligheid en ongevallen	161
	Register	**165**

Woord vooraf

Het boek Zorg voor de verstandelijk gehandicapte is onderdeel van de reeks Basiswerken. Dit boek biedt basiskennis aan in de verstandelijk-gehandicaptenzorg (VGZ).
In de VGZ werken hoofdzakelijk begeleiders die zijn opgeleid vanuit een opleiding Maatschappelijke Zorg (MZ) of een opleiding tot Verzorgende (VZ). Beide doelgroepen kunnen uit dit boek basiskennis opdoen.

De begeleider moet vaardigheden hebben om cliënten te ondersteunen in het vormgeven van hun dagelijks leven. Bij verzorgenden staat de aandacht voor welzijn en levensinvulling vaak minder centraal dan het verlenen van lichamelijke zorg. Bij begeleiders uit de maatschappelijke zorg is dit vaak andersom. Met behulp van dit boek kunnen beiden een ontwikkeling doormaken.
Begeleiders kunnen binnen verschillende doelgroepen van de VGZ werken:
– verstandelijk gehandicapten met gedragsproblematiek;
– meervoudig verstandelijk gehandicapten;
– ouder wordende verstandelijk gehandicapten;
– ernstig en zeer ernstig verstandelijk gehandicapten.

Vaak hebben cliënten op meerdere levensgebieden beperkingen. Vaak zijn niet alleen het denken, maar ook het redeneren, de sociale vaardigheden, het psychisch welzijn en de lichamelijke gezondheid verstoord. De zorg aan deze doelgroepen vereist daarom dat begeleiders kunnen werken vanuit een holistische mensvisie. Dit betekent dat zowel naar lichamelijke aspecten wordt gekeken als naar psychische en sociale aspecten. Onvoorspelbare situaties kunnen zich voordoen op het gebied van moeilijk gedrag, keuzes maken, het samenvallen van meerdere handicaps, levensvragen en moeilijkheden in de omgang met andere mensen. Specifieke kennis over verstandelijke beperkingen en het gedrag dat daarmee gepaard kan gaan, is daarom noodzakelijk voor de begeleider.

De beroepshouding van de begeleider zal gericht zijn op gelijkwaardigheid tussen cliënt en begeleider. De waardigheid en het uniek-zijn van iedere cliënt vormen het uitgangspunt voor de zorgverlening.

Er wordt rekening gehouden met de gevoelens van de cliënt en het recht op vrijheid, zelfbeschikking en een eigen levensinvulling wordt erkend.

Dit boek reikt basiskennis aan en kan ook als naslagwerk in de praktijk worden gebruikt. Om de stof zo dicht mogelijk bij de praktijk aan te laten sluiten wordt veel casuïstiek gepresenteerd. Iedere overeenkomst met cliënten hierin berust op toeval. Alle namen zijn verzonnen, tenzij anders is aangegeven.

In dit boek wordt met 'hij' verwezen naar de begeleider. Hiermee worden zowel mannelijke als vrouwelijke begeleiders bedoeld. Begeleiders kunnen verschillende opleidingen hebben.

In officiële stukken wordt vaak de term 'gehandicapt' gebruikt. In spreektaal is het woord 'beperkt' inmiddels gangbaar. Beide termen worden in dit boek gebruikt.

Met 'cliënt' wordt verwezen naar mensen met een verstandelijke beperking die professioneel worden ondersteund.

Yvonne van de Ven

Over de auteur

Yvonne van de Ven werkt als verpleegkundedocent op ROC Midden Nederland. Zij is vanaf 1993 werkzaam in de zorg, vooral in de zorg voor mensen met een verstandelijke beperking. Haar passie voor dat vak geeft ze daarnaast nog vorm in de zorg aan die cliëntencategorie. Haar ervaring en deskundigheid past ze ook toe in haar eigen bureau BIGger, advies en trainingen in de zorg.

In dit boek heeft zij praktijkervaring en theoretische kennis samengebracht.

De verstandelijk-gehandicaptenzorg

1

Om een beeld te krijgen van hoe de zorg aan verstandelijk gehandicapten tot stand is gekomen, gaat dit hoofdstuk in op de geschiedenis. De kijk op mensen met een verstandelijke beperking is door de jaren heen van invloed geweest op hun plaats in de maatschappij.

Voorheen werden voor de doelgroep grote instellingen in het bos opgericht. Tegenwoordig zijn er voor cliënten allerlei voorzieningen, die dichter bij de maatschappij staan. Aan de hand van verschillende voorzieningen wordt toegelicht welke ondersteuning de begeleider kan bieden en welke rol de begeleider in het team speelt.

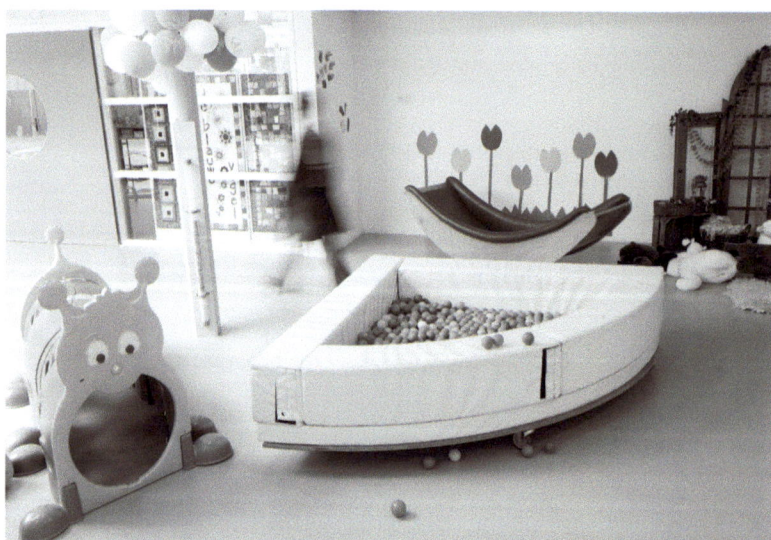

Figuur 1.1 Modern medisch kinderdagverblijf

1.1 Het begrip 'verstandelijke handicap'

De American Association on Intellectual and Developmental Disabilities (AAIDD) heeft een definitie opgesteld van het begrip 'verstandelijke handicap'. De vertaling is:

> 'Een verstandelijke handicap kenmerkt zich door duidelijke beperkingen zowel in verstandelijk functioneren als in gedrag waarmee iemand op zijn omgeving reageert. De beperking is merkbaar in alle dagelijkse sociale en praktische vaardigheden. De handicap is begonnen voor het 18e levensjaar.'

Tegelijk is er sprake van beperkingen op twee of meer van de volgende gebieden:
- verbale en non-verbale communicatie;
- algemene dagelijkse levensverrichtingen (ADL);
- zelfstandig wonen en werken;
- zelfredzaamheid.

Beperkingen in bovenstaande vaardigheden werken door in het dagelijks leven, zelfontplooiing, gezondheid, veiligheid en daginvulling van de verstandelijk gehandicapte. Als iemand bijvoorbeeld niet goed voor zijn eigen hygiëne kan zorgen, kan dit gevolgen hebben voor zijn gezondheid. Of als iemand niet goed kan nadenken en beslissen over wat hij graag wil doen in het leven, dan kan hij moeilijk zelf zijn leven invullen. Slecht communiceren kan tot gevolg hebben dat iemand niet duidelijk kan maken wat hij wil, of verkeerd wordt begrepen. Dit is lastig als iemand bijvoorbeeld zelfstandig boodschappen wil doen.

1.2 Historische ontwikkelingen naar de hedendaagse zorg

Het beeld van iemand met een verstandelijke beperking is in de loop der eeuwen aan verandering onderhevig geweest. Zo sprak men van 'dorpsgek', 'Godgestrafte', 'hofnar' en 'psychiatrisch zieke'. Tot 1850 was er in de zorg geen speciale aandacht voor verstandelijk gehandicapten. Zij werden, uit angst en onbegrip, vaak verstoten uit de maatschappij. Velen stierven vroegtijdig, enkelen hielden zich staande door de liefdadigheid van kerk en rijken. Zij kregen bijvoorbeeld eten en onderdak in een klooster.
Rond 1800 nam vanuit de psychiatrie de belangstelling voor de verstandelijk gehandicapten toe. Het duurde nog tot 1841 voordat de eerste Nederlandse *Krankzinnigenwet* er kwam. In die wet werden ver-

standelijk gehandicapten als 'zwakzinnigen' bestempeld en vanaf dat moment kregen ze een psychiatrische behandeling.

In Zwitserland werd in 1844 de eerste instelling voor verstandelijk gehandicapten in Europa (Abendberg) opgericht. In 1856 volgde de hofpredikant Van Koetsveld in Den Haag dit voorbeeld en startte daar het 'idioteninternaat'. Zo ontstonden er grote instellingen waar zwakzinnigen weer 'normaal' zouden worden. Deze instellingen waren altijd diep in de bossen gelegen, ver van de gewone woonwijken.

Rond 1900 begon de medische wereld anders te denken over verstandelijk gehandicapten. Er kwam een indeling in niveaus: debiel, imbeciel en idioot. Kerkelijke en algemene liefdadigheidsinstellingen ontfermden zich over de zwakzinnigen, die verzorgd werden door vrijwilligers en nonnen. Dat gebeurde vanuit een bepaalde mensvisie. Zo was men ervan overtuigd dat een kind moest onthechten (emotioneel los moest komen van de ouders) op het moment dat het werd opgenomen. Daarom mochten de ouders de eerste drie maanden niet op bezoek komen. Ook moest er rust, reinheid en regelmaat zijn in het leven van de zwakzinnige.

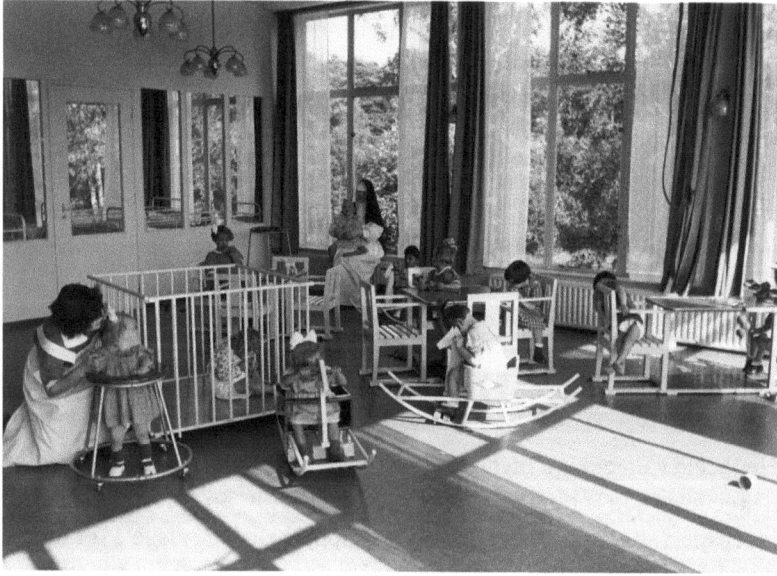

Figuur 1.2 Beginjaren bij Amerpoort, circa 1955

Bron: Amerpoort.

Na de Tweede Wereldoorlog nam de vraag naar instellingsplekken toe. Instellingen kregen geld van de overheid en gingen steeds professioneler werken. De nonnen en vrijwilligers werden geleidelijk vervangen door beroepskrachten. Rond 1965 kwamen de eerste opleidingen voor de sector. Zwakzinnigen gingen 'verstandelijk gehandicapten' heten, of 'mensen met een verstandelijke beperking' of 'mensen met mogelijkheden'. Ook de niveaus van functioneren werden op andere manieren aangeduid (zie paragraaf 2.1.2). Zowel het pedagogische (opvoedkundige) als het fysieke (lichamelijke) behandelbeleid werd steeds meer wetenschappelijk onderbouwd door orthopedagogen en artsen verstandelijk gehandicapten (AVG-artsen). De grote gebouwen met zalen waar cliënten bij elkaar sliepen, werden vervangen door kleinschalige woonvormen waarin iedere cliënt een eigen slaap-woonruimte had. Zo kon men beter ingaan op de persoonlijke behoeften van de cliënten. Deze woningen kwamen steeds vaker in woonwijken te staan, waar de cliënten gebruikmaakten van de reguliere voorzieningen zoals huisarts, apotheek en winkels.

De laatste jaren komen er ook voor cliënten die zo'n stap niet aankunnen en op een instellingsterrein wonen, steeds meer mogelijkheden om deel uit te maken van de maatschappij. De maatschappij wordt naar hen toegehaald door reguliere woningen op instellingsterreinen te bouwen. Die terreinen worden dan meer 'gewone' woonwijken in plaats van plekken diep in het bos. Deze ontwikkeling heeft gevolgen voor het werk van de begeleider. Die is tegenwoordig een bruggenbouwer tussen de cliënt en de maatschappij. Hij benadert bijvoorbeeld vrijwilligers of een sportvereniging of een knutselclub waar de cliënt naartoe wil.

Verder lezen?
www.aaidd.org
www.verstandelijkebeperking.mysites.nl

1.3 De rol van de begeleider

De begeleider in de VGZ werkt in een organisatie die verschillende diensten verleent aan mensen met een verstandelijke beperking. Deze diensten zijn wonen, werken en vrijetijdsbesteding. Een groot deel van deze diensten heeft nog steeds een 24-uurskarakter. De laatste jaren is er ook een ontwikkeling gaande om diensten aan te bieden die slechts een deel van de totale zorg beslaan, zoals dagbesteding, logeren of ambulante begeleiding. Die diensten worden aangeboden op basis van individuele zorg- en ondersteuningsvragen, die zijn vastgelegd in

een begeleidingsplan. Dit laatste is een wettelijk vereiste (zie paragraaf 6.3).
De begeleiding vindt zelden individueel plaats, maar altijd in teamverband. In een team werken begeleiders samen met collega's die zorg- of welzijnsopleidingen hebben van verschillend niveau. Ook andere zorg- of medische disciplines, of niet-professioneel opgeleiden, kunnen deel uitmaken van een team.
In de volgende voorbeelden wordt ingegaan op de verschillende rollen van de begeleider. De rol van de begeleider in het multidisciplinaire team wordt daardoor duidelijk.

> ### Rollen van de begeleider
> - De samenwerking met collega's die een lagere of niet-gerichte opleiding hebben, brengt voor de begeleider een coachende rol met zich mee.
>   Mel is verzorgende en werkt vandaag samen met collega Bas die een agogische opleiding heeft gevolgd. Bewoner Ernst moet de hele dag sondevoeding krijgen. Bas heeft hiervoor vorige week intern een cursus gevolgd en wil nu graag door Mel worden ingewerkt op de praktische uitvoering.
> - In de rol van zorgverlener richt de begeleider zich op alle levensgebieden van de cliënt.
>   Mel vult voor Ernst zijn zorgvraag voor vandaag in: hulp bij de ADL en bij voeding, samen bidden voor het eten, vanochtend naar dagbesteding brengen en ophalen, en vanmiddag samen zwemmen. De avond wil Ernst met zijn moeder doorbrengen en Mel zal contact leggen met zijn moeder.
> - De begeleider is ook belangenbehartiger van de cliënt.
>   Ernst heeft volledige dagbesteding: iedere dag van 10.00 uur tot 16.00 uur. Mel merkt de laatste tijd aan hem dat hij 's avonds vaak een epileptische aanval heeft en vraagt zich af of de volledige dagbesteding niet te zwaar is voor Ernst. Ze brengt dit naar voren in een zorgplanbespreking met collega's, ouders en activiteitenbegeleiders.
> - De begeleider vervult daarnaast een rol als bouwer en ondersteuner van het sociale netwerk van een cliënt.
>   De vrijwilliger van Ernst heeft alle bewoners van zijn huis uitgenodigd voor oliebollen op oudejaarsdag. Mel belt de vrijwilliger om haar te bedanken en verdere afspraken te maken.
> - De begeleider heeft een centrale plaats in het team als zorgcoördinator. Hij zal initiatief moeten tonen tot verbetering van de

zorg en begeleidingsplannen moeten opstellen, bewaken en bijstellen.
Mel ziet dat het over een maand al weer een jaar geleden is dat het ondersteuningsplan van Ernst is besproken. Ze maakt een afspraak met de ouders van Ernst voor een voorbereidend gesprek. Verder prikt ze een datum, regelt een vergaderruimte en nodigt andere disciplines uit voor de zorgplanbespreking. Ze zit de bespreking voor en verwerkt daarna wijzigingen in het plan, dat ze dan weer doorstuurt naar alle betrokkenen.
- De begeleider heeft een belangrijke rol bij het bewaken van de kwaliteit van de begeleiding. Hierin moet hij de rol van beroepsbeoefenaar vervullen, waarin hij zich moet houden aan standaarden die zijn ontwikkeld door het beroepsveld.
Mel werkt sinds een half jaar in een woning met acht meervoudig gehandicapte mensen. Op een dag komt zij in dilemma welke zorgvrager zij het eerst zal helpen. Ernst is benauwd en moet nodig verneveld worden. Maar Greet moet haar sondevoeding nog krijgen en daar is Mel al een uur te laat mee. Ook drie andere cliënten moeten hun medicatie nog krijgen. Mel maakt haar keuze op basis van haar deskundigheid en ervaring, waarin ze zo veel mogelijk recht doet aan de behoefte van iedere individuele cliënt.

1.4 Voorzieningen

De VGZ kent een grote verscheidenheid aan voorzieningen, omdat instellingen een zo klantgericht mogelijke leefomgeving willen creëren. De achterliggende gedachte is dat de vorm van begeleiding moet aansluiten bij de behoefte van de cliënt. De meest voorkomende voorzieningen zijn onder te verdelen in wonen, onderwijs en dagbesteding. In deze paragraaf wordt duidelijk gemaakt hoe de begeleider in deze verschillende situaties de cliënt begeleidt.

1.4.1 WOONVOORZIENINGEN
De plek waar mensen wonen is de basis van het gevoel van veiligheid en geborgenheid. Voor mensen met een verstandelijke beperking is een eigen plek extra belangrijk omdat zij zich vaak onzeker voelen. Vanuit die thuisbasis kunnen zij zekerheid opbouwen en onderdeel zijn van de maatschappij. De behoefte aan begeleiding in de woonsituatie is voor iedere cliënt weer anders. Hierop wordt ingespeeld vanuit de verschillende woonvoorzieningen.

- Bij *inrichtingen, instituten of instellingen* staan veel woningen samen op een groot terrein (een complex). Er wonen mensen met (zeer) ernstige verstandelijke en meervoudige beperkingen van alle leeftijden. Veel disciplines en voorzieningen zijn aanwezig op het terrein. De begeleider ondersteunt de cliënt in wonen, werken, zorg en vrijetijdsbesteding. Hij begeleidt bijvoorbeeld cliënten 's ochtends in de woning met ADL. Indien iemand specifieke zorg nodig heeft, zoals een stoma verzorgen, dan ondersteunt hij daarbij. Hij onderhoudt contacten met de werkplek van de cliënt en biedt ondersteuning waar dat nodig is. Hij regelt een vakantie voor de cliënten en gaat soms mee.
- *Sociowoningen en gezinsvervangende tehuizen* (GVT) zijn huizen die in de reguliere wijk staan. Hier wonen mensen met een lichte of matige handicap. Dagbesteding of werk hebben zij buiten de deur. Er wordt gebruikgemaakt van reguliere voorzieningen en diensten zoals de huisarts. Begeleiders hebben tot taak de zelfredzaamheid en sociale vaardigheden van de cliënten te bevorderen. Daartoe begeleiden ze mensen in een zo normaal mogelijk leven. Ze zijn een stabiele factor in de thuissituatie.
- In *observatieklinieken* worden diagnoses en behandelplannen opgesteld over de aard van de handicap en (gedrags)problemen. Cliënten verblijven hier maximaal een jaar. De begeleider ondersteunt de cliënt in het programma dat voor hem is samengesteld. Hij heeft een belangrijke rol in observatie en verslaglegging. Bij een cliënt die bijvoorbeeld zonder aanleiding agressief gedrag vertoont, kan een begeleider door observatie vaststellen dat dit komt door harde geluiden.
- *Logeerhuizen* zijn voor kinderen met een verstandelijke beperking die nog thuis wonen. Ze hebben tot doel mantelzorgers te ontlasten en kinderen een andere omgeving te bieden met nieuwe activiteiten. Kinderen zijn hier vaak een weekend. In de vakantie kan dit oplopen tot vier weken. De begeleider onderneemt groepsactiviteiten en onderhoudt contact met mantelzorgers.
- *Kortverblijftehuizen* hebben dezelfde functie als logeerhuizen, maar dan voor volwassenen. De begeleiders hebben dezelfde taken als in logeerhuizen.
- Cliënten kunnen ook *begeleid zelfstandig wonen*, waarbij de begeleiding verschillende vormen kan aannemen. Zo kan er een steunpunt in de directe omgeving van de woning zijn, waar altijd een begeleider aanwezig is.
- In de *thuissituatie* wordt gewerkt met praktische pedagogische gezinsbegeleiding. De begeleider ondersteunt het gezin, adviseert en

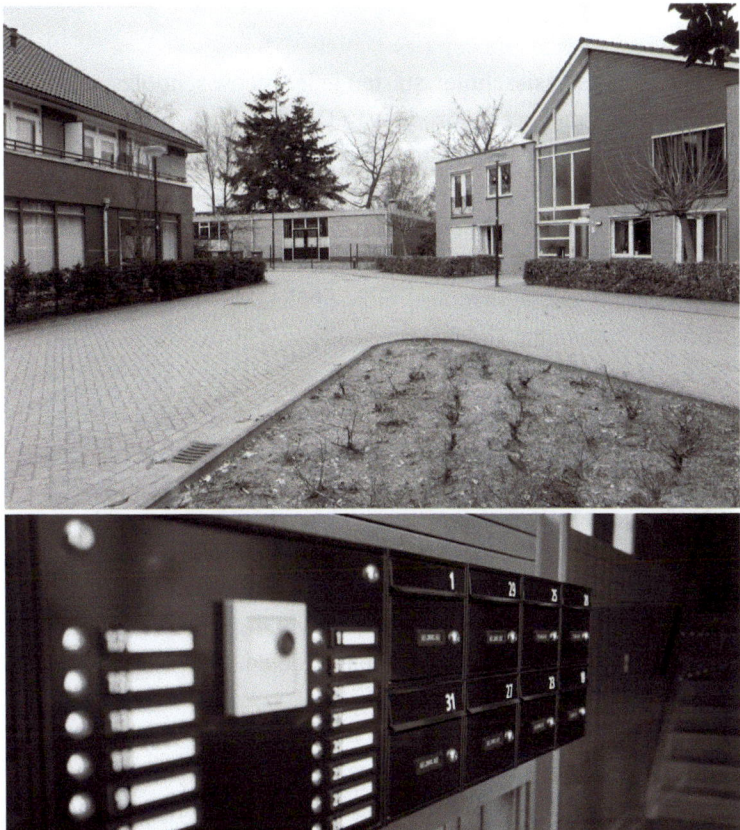

Figuur 1.3 Steeds meer mensen met een lichte of matige beperking wonen in de wijk

verwijst indien nodig. Het kan gaan om kinderen of ouders met een verstandelijke beperking.

1.4.2 ONDERWIJS

Mensen met een verstandelijke beperking gaan meestal naar scholen voor speciaal onderwijs. Het project 'weer samen naar school' probeert integratie te bevorderen van kinderen met een verstandelijke beperking in het reguliere onderwijs. Ondanks dit project gaan in Nederland nog maar weinig kinderen met een verstandelijke beperking naar het reguliere onderwijs.

> **Onderwijs en het syndroom van Down**
> Op de reguliere basisscholen starten ieder nieuw schooljaar zo'n 150 leerlingen met het syndroom van Down. In het voortgezet onderwijs zijn dit er slechts 5 à 10. Dit aantal stijgt langzaam, maar bij elkaar zitten er hooguit 30 leerlingen met het syndroom van Down op een school voor regulier voorgezet onderwijs. Ze halen daar maar zelden een diploma. Tot nu toe hebben ongeveer 5 leerlingen uiteindelijk hun vmbo-diploma behaald.
> (Bron: www.leraar24.nl/dossier/971.)

De meest voorkomende vormen van speciaal onderwijs zijn:
- mlk-school voor moeilijk lerende kinderen die worden voorbereid op het beroepsonderwijs;
- zmlk-school voor zeer moeilijk lerende kinderen: doel is de kinderen zo sociaal en zelfredzaam mogelijk te maken;
- tyltylschool voor kinderen met een meervoudige handicap, waar individueel gekeken wordt naar haalbare doelen.

1.4.3 DAGBESTEDING EN WERK

Een dagbesteding geeft zin aan het leven. Het is belangrijk voor de eigenwaarde en zelfontplooiing van mensen, geeft structuur aan de dag en aan de week, en zorgt voor sociale contacten. Aan mensen met een verstandelijke beperking wordt werk of een andere dagbesteding aangeboden op aangepaste locaties, waar vaak begeleiders werken met eventueel een agogische opleiding. Hieronder volgen enkele voorbeelden.
- Kinderdagcentrum voor kinderen met een ernstige verstandelijke en/of meervoudige handicap die niet naar school kunnen. Met spelmaterialen wordt gekeken naar de mogelijkheden die deze kinderen hebben door ze te prikkelen.
- Dagactiviteitencentrum voor volwassenen, die kunnen werken op een plek waar zij bezig zijn met creatief werk.
- Sociale werkplaats voor mensen met een verstandelijke beperking en/of sociale beperking in een beschermde werkplek. Het aangeboden werk heeft een eenvoudig karakter, zoals inpakwerk. Doel is cliënten een dagstructuur en bezigheid te bieden.
- Werkplekken bij reguliere bedrijven voor mensen met een lichte verstandelijke beperking, die worden ondersteund vanuit een instelling. Doorstroom naar een betaalde baan is soms mogelijk.

- Winkel, restaurant, tuinderij of boerderij waar mensen met een verstandelijke beperking werken. Naast activiteit vindt daar integratie plaats.
- Ouderensoos voor oudere verstandelijk gehandicapten, waar vrijetijdsbesteding en sociale contacten wordt geboden.

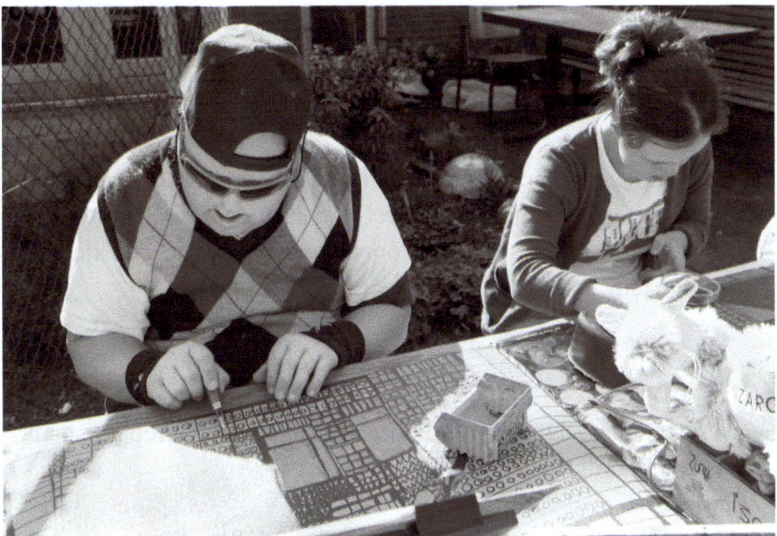

Figuur 1.4 *Creatief werken in een atelier als zinvolle dagbesteding*

Verder lezen?
www.gehandicapten.info
http://verstandelijk-gehandicapten.besteoverzicht.nl/
www.kcco.nl

Verschillende soorten verstandelijke handicaps

Er is sprake van een verstandelijke handicap bij een hersenbeschadiging of bij het ontbreken van een deel van de hersenen. Deze hersenafwijkingen kunnen verschillende oorzaken hebben. Van een klein percentage (circa 20%) is de oorzaak niet bekend.

2.1 Oorzaken

Een verstandelijke handicap kan op verschillende manieren ontstaan. Er zijn drie hoofdgroepen van oorzaken:
- aangeboren afwijking;
- problemen tijdens de geboorte;
- ziekten tijdens de eerste levensjaren.

2.1.1 AANGEBOREN AFWIJKING

Een aangeboren afwijking is een aandoening die direct bij de geboorte aanwezig is. De aandoening kan meteen tot uiting komen of pas later in het leven zichtbaar worden. Gemiddeld is in Nederland de kans om een kind met een aangeboren afwijking te krijgen 5%.

Erfelijke oorzaak
Bij een erfelijke aangeboren afwijking ligt de oorsprong in het genetisch materiaal van de baby, de chromosomen. Als de verstandelijke handicap een gevolg is van erfelijke aanleg, dan zijn een of beide ouders drager van die afwijking. Soms ontstaat een afwijking in een van de chromosomen toevallig en die wordt dan aan het nageslacht doorgegeven. Voorbeelden van erfelijke afwijkingen:
- chromosoomafwijkingen zoals het syndroom van Down (zie paragraaf 2.2.1);
- DNA-afwijkingen zoals het syndroom van Prader-Willi (zie paragraaf 2.2.4).

> **Chromosomen**
>
> Chromosomen zijn kleine stukjes eiwit die in de kern van bijna elke cel in het lichaam zitten. Hierin liggen alle erfelijke eigenschappen in een bepaalde code (DNA) opgeslagen, verdeeld over 23 paar chromosomen. Tijdens de bevruchting van de eicel door een zaadcel komen 23 chromosomen van de man en 23 chromosomen van de vrouw bij elkaar. Iedereen heeft dus 46 chromosomen, in 23 paren.
> De chromosomen hebben elk een aparte, eigen vorm. Onder de microscoop is elk chromosoom na een speciale kleuring aan die vorm te herkennen. Op grond van zijn grootte heeft elk chromosoom een eigen nummer gekregen (van groot naar klein): 1 tot en met 23.
> Afwijkingen in het aantal of de opbouw van de chromosomen kunnen leiden tot bepaalde syndromen. Er kan bijvoorbeeld een chromosoom te veel of te weinig zijn, of er kan een stukje van een chromosoom op de verkeerde plek zitten.

Niet-erfelijke oorzaak
Veel aangeboren afwijkingen hebben niets met een afwijking aan de chromosomen te maken, maar ontstaan in de baarmoeder, bijvoorbeeld door een storing tijdens de ontwikkeling of groei van de ongeboren vrucht. Vooral in het begin van de zwangerschap bestaat er een kans dat een goede ontwikkeling wordt verstoord, bijvoorbeeld door een infectieziekte (rodehond), medicijnen, alcohol, drugs, vergiftiging of blootstelling aan röntgenstraling of radioactiviteit.

2.1.2 PROBLEMEN TIJDENS DE GEBOORTE

Afwijkingen die ontstaan tijdens de geboorte hangen vaak samen met zuurstoftekort. Dit kan zich voordoen als de bevalling te lang duurt of er iets mis is met de placenta. Ook kan tijdens de bevalling een hersenbloeding of hartstilstand optreden.

2.1.3 ZIEKTEN TIJDENS EERSTE LEVENSJAREN

Afwijkingen kunnen ontstaan door aandoeningen na de geboorte, zoals hersen(vlies)ontsteking, zuurstoftekort, een ongeval (hersentrauma) of een stofwisselingsziekte.

> **Stofwisselingsziekten**
>
> Stofwisselingsziekten worden tegenwoordig vaak tijdig gesignaleerd door de standaard hielprik bij baby's. Daarbij wordt onder andere gescreend op fenylketonurie (PKU) en congenitale hyperthyreoïdie (CHT), twee aandoeningen die tot verstandelijke achteruitgang kunnen leiden. PKU is een erfelijke stoornis in de stofwisseling waarbij de patiënt levenslang een dieet moet volgen dat weinig eiwitten bevat. CHT is een aangeboren aandoening van de schildklier waarvoor levenslange toediening van schildklierhormoon nodig is.

2.2 Veelvoorkomende syndromen

Vaak ligt de oorzaak van een verstandelijke handicap in een genetische afwijking, zoals in de vorige paragraaf beschreven. Het samengaan van bepaalde aandoeningen en verschijnselen die vaak in vaste combinatie voorkomen en tot bepaalde problemen leiden, noemen we een syndroom. Het uiterlijk van iemand met een syndroom heeft vaak specifieke kenmerken. In deze paragraaf worden enkele veelvoorkomende syndromen besproken aan de hand van hun oorzaken en kenmerken, en de gevolgen voor de zorgvraag.

2.2.1 SYNDROOM VAN DOWN

> Tim (4 jaar) is een week te vroeg geboren na een verder normaal verlopende zwangerschap. Zijn moeder is 28 en heeft geen extra prenataal onderzoek gehad. Toen Tim werd geboren moest hij direct de couveuse in. De vader van Tim dacht dat Tims scheefstaande ogen kwamen door zijn Indische achtergrond. Het ging niet goed met Tim; hij ademde slecht en het zuurstofgehalte in zijn bloed was te laag. Een week later werd door DNA-testen vastgesteld dat hij het syndroom van Down had en een ernstige hartafwijking. Tim werd geopereerd aan zijn hart en moest een zware strijd leveren. Daarna knapte hij op en groeide hij vrij normaal op, maar met vertraging. Tim gaat sinds kort naar een gewone basisschool, waar hij het naar zijn zin heeft.

Pathologie

Het syndroom van Down heet ook wel trisomie 21. Dit betekent dat van chromosoom 21 niet twee, maar drie stuks aanwezig zijn. Tijdens de vorming van de eicel of de zaadcel heeft de vader of moeder twee chromosomen in plaats van één aan het kind doorgegeven. Bij het samengaan van de zaadcel en de eicel zijn er dan drie DNA-strengen van chromosoom 21. Dit zorgt ervoor dat er in de cellen van het kind allerlei eiwitten te veel worden gemaakt. Dat kan op zijn beurt dan weer leiden tot bijvoorbeeld de ziekte van Alzheimer. Vrouwen hebben een hogere kans op een kind met het syndroom van Down naarmate ze ouder worden. Dit komt doordat de eicellen dan ook ouder zijn.

De diagnose kan vaak al vóór de geboorte worden gesteld, met behulp van bloedonderzoek van de moeder, nekplooimeting van de foetus en eventueel neusbeenmeting. Een vruchtwaterpunctie is dan niet nodig. Een aantal uiterlijke kenmerken van het syndroom van Down zijn:
- ronde ooghoeken;
- iets scheefstaande ogen;
- vlak achterhoofd;
- zwakke mondmotoriek, waardoor vaak een open mond met hangende tong;
- een doorlopende dwarse handplooi;
- kleine gestalte;
- kleiner of geen neusbeentje;
- de grote teen en tweede teen staan verder uit elkaar;
- dun, steil haar.

Er zijn ook kenmerken van het syndroom van Down die niet direct zichtbaar zijn. Deze kenmerken, die meer of minder ernstig kunnen zijn, komen niet bij iedereen voor, maar de kans erop is bij mensen met het syndroom van Down wel groter:
- verstandelijke beperking, van licht tot ernstig;
- hartafwijking, vaak een aangeboren defect in een van de tussenwanden van het hart;
- slappe spierbanden, waardoor grote lenigheid en overstrekte gewrichten;
- autisme (bij minder dan de helft van de mensen);
- onderontwikkeld afweersysteem, waardoor vaak luchtweginfecties voorkomen;
- hepatitis B;
- oogproblemen, zoals staar;
- hoorproblemen;
- huidproblemen, een droge huid en mogelijk eczeem;

- problemen met de schildklier, die te traag of te snel werkt;
- allergieën;
- obstipatie;
- osteoporose;
- epilepsie, door de hersenafwijking of op latere leeftijd door Alzheimer;
- korte levensverwachting (maximaal 70 jaar).

Begeleiding

De verstandelijke beperking bij het syndroom van Down is wisselend van ernst. De begeleiding zal in eerste instantie moeten worden afgestemd op het ontwikkelingsniveau van de cliënt.

De lichamelijke beperkingen die het syndroom van Down met zich mee kan brengen, vereisen dat rekening wordt gehouden met eventuele hartklachten, luchtwegklachten en allergieën. Bij epilepsie moet worden gekeken naar de risico's die dat met zich meebrengt (zie paragraaf 4.4).

Indien sprake is van autistiform gedrag (zie paragraaf 5.1.7), zal een duidelijke dagstructuur de cliënt zekerheid en vertrouwen geven om zich veilig te voelen en zich vanuit die veiligheid te kunnen ontwikkelen. Veel mensen met het syndroom van Down hebben een redelijk goed vermogen tot het aanleren van nieuwe dingen. Dit moet dan wel met veel geduld en herhaling, en eventueel aangepast onderwijsmateriaal.

Verder lezen?
www.verstandelijkbeperkt.nl
www.downsyndroom.nl

2.2.2 SYNDROOM VAN RETT

Margo werd geboren na een goede zwangerschap en bevalling. Ze is een rustige baby, die wel slechte nachten maakt. Na een jaar lijkt Margo een wat trage ontwikkeling te hebben. De situatie is nog niet alarmerend. Ondanks fysiotherapie blijft de motorische achterstand. Als ze twee jaar is, lijkt ze ook meer in zichzelf te keren. Ze krijgt driftaanvallen. Er wordt verder onderzoek gedaan. Als Margo tweeëneenhalf is, wordt de diagnose syndroom van Rett gesteld. Haar taal blijft steken in een eigen brabbeltaal en motorisch ontwikkelt ze zich niet verder. Ze heeft vaak last van ademhalingsproblemen. Margo is een meisje dat sfeergevoelig is,

> emoties aanvoelt en zelf ook kan uiten. Haar ogen spreken voor haar.
> In tegenstelling tot de meeste andere casussen in dit boek is het verhaal van Margo niet fictief. Haar verhalen zijn te lezen op www.margovanotterdijk.tk

Pathologie

Het syndroom van Rett is een zeldzaam syndroom dat bij ongeveer 200 meisjes in Nederland voorkomt. De afwijking ligt op het X-chromosoom. Jongens hebben maar één X-chromosoom en kunnen de fout daarin niet compenseren. Ze zijn dus in principe niet levensvatbaar. Meisjes hebben twee X-chromosomen en kunnen wel met het andere X-chromosoom compenseren. Hierdoor zijn meisjes met het syndroom van Rett wel levensvatbaar, maar ze hebben ernstige ontwikkelingsstoornissen. Het afwijkende gen stuurt andere genen aan, die belangrijk zijn bij de ontwikkeling van het centrale zenuwstelsel. Met name de ontwikkeling van de hersenstam stokt bij meisjes met het syndroom van Rett.

De zwangerschap en geboorte verlopen meestal zonder problemen. Ook de eerste ontwikkeling vertoont geen afwijkingen. Het syndroom van Rett wordt pas zichtbaar na ongeveer een half jaar. In het verloop zijn vier stadia te onderscheiden.

- Stadium 1 is de fase van *vertraging in de ontwikkeling*. Deze treedt op tussen de 6 en 18 maanden. Het kind wordt slapper en maakt minder contact. De groeisnelheid van het hoofd neemt af en soms ontstaan er aspecifieke handbewegingen.
- Stadium 2 is de fase van *achteruitgang* (regressie), die optreedt in de leeftijd van 1 tot 4 jaar. De meisjes verliezen bijna altijd reeds ontwikkelde vaardigheden, zoals spraak en lopen. Door de ontwikkelingsstoornis in de hersenstam ontstaan er ademhalingsproblemen, zoals hyper- of juist hypoventilatie. En omdat de hersenstam ook het hartritme en de maag-darmfuncties aanstuurt, hebben meisjes met dit syndroom veelal ook reflux en een slechte voedingstoestand. De motoriek van de handen wordt minder en ze gaan handenwrijven of kloppen. In dit stadium kunnen onrust en gedragsproblemen gepaard gaan met een verminderd vermogen tot communicatie en interactie. Deze fase kan maanden duren.
- Stadium 3 is de *stabiele fase*. Communicatievaardigheden en een aantal motorische vaardigheden kunnen weer verbeteren. Motorische problemen, scoliose (zijwaartse kromming van de wervelkolom) en epilepsie komen vaak voor in deze fase. De dyspraxie, het

zeer moeilijk kunnen aansturen van alle lichaamsbewegingen, is de meest ingrijpende beperkende factor bij het syndroom van Rett. Het betreft alle motoriek, de ledematen, het hoofd, maar ook de oogbewegingen en de spraak. De stabiele fase kan lang duren, zelfs de rest van het leven.
- Stadium 4 is de fase waarin de *mobiliteit afneemt*. Deze fase begint meestal na het 10e levensjaar. Vooral spierzwakte, stijfheid en de scoliose zijn hier de oorzaak van.

Begeleiding

Het syndroom van Rett is niet te genezen. Door het verloop van functieopbouw, functieverlies en daarna soms weer functieherstel is het moeilijk in te schatten of een meisje nu juist gestimuleerd moet worden om vaardigheden (weer) te leren of dat in het huidige stadium alleen regressie optreedt. Het is daarom belangrijk om te weten in welk stadium van het syndroom een meisje zich bevindt.

Meisjes met het syndroom van Rett genieten vaak van aandacht, genegenheid en menselijk contact. Door het verlies in communicatieve vaardigheden is het belangrijk dit aspect te blijven benadrukken.

Epilepsie wordt vaak behandeld met medicijnen, maar men kan aanvallen niet altijd voorkomen. De begeleiding is erop gericht de gevolgen van die aanvallen zo veel mogelijk te beperken.

De bewegingsbeperkingen van de meisjes worden behandeld met behulp van bewegingstherapieën. Een begeleider zal aandacht moeten hebben voor ontspanning en lichamelijk comfort.

Door de verstoorde stofwisseling is ondervoeding een risico. Alertheid op de voedingstoestand is noodzakelijk.

De ernst van de beperkingen bij het syndroom van Rett kan variëren. Daardoor is moeilijk te voorspellen hoe ernstig de beperkingen zullen worden. De gemiddelde levensverwachting is 47 jaar.

Verder lezen?
http://www.rett.nl

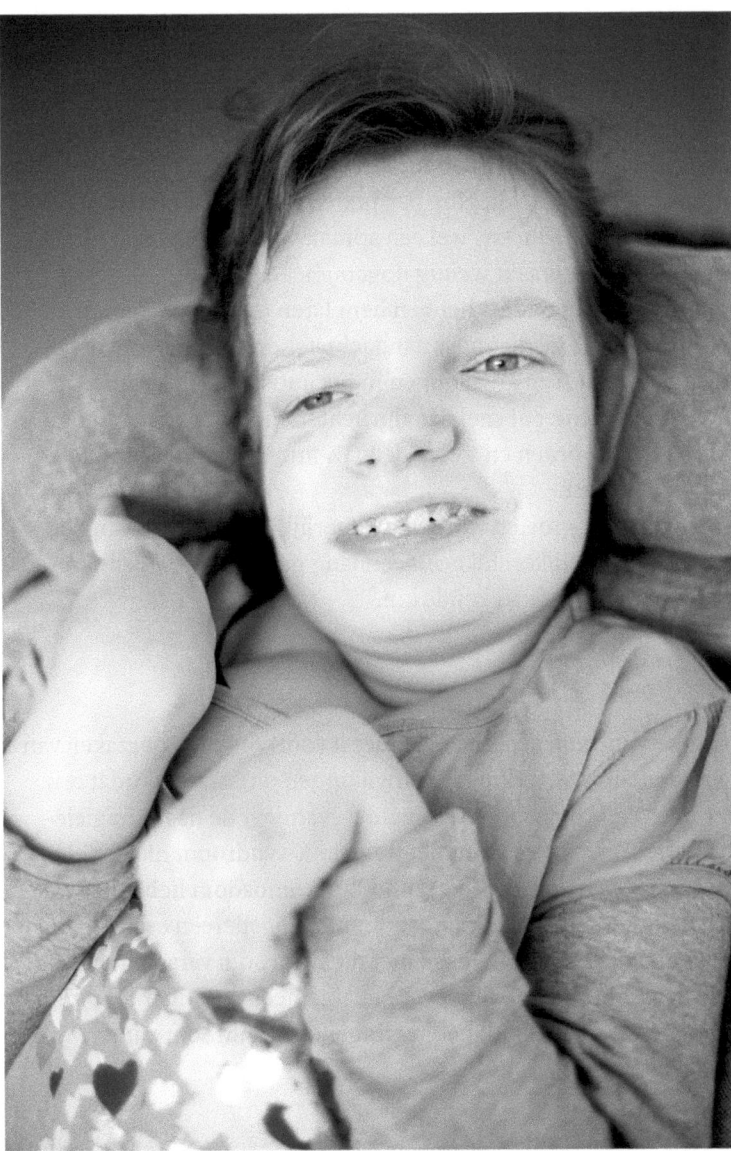

Figuur 2.1 Een meisje met het syndroom van Rett

2.2.3   FRAGIELE-X-SYNDROOM

> Martin (13 jaar) werd geboren als gezonde baby, na een normale zwangerschap. Als kind had hij veel last van luchtweginfecties en oorontstekingen. Hij ging pas praten toen hij ruim 2 jaar was, maar toen leek hij ineens wel een spraakwaterval, hij hield niet meer op. Martin maakt weinig oogcontact en fladdert vaak met zijn handen. Zijn ouders hebben hem laten testen en op 4-jarige leeftijd kreeg hij de diagnose aandachtstekortstoornis met hyperactiviteit (ADHD) en afwijkingen in het autistisch spectrum. Op school bleek echter al snel dat zijn achterstand in ontwikkeling groter was geworden en stelde de VGZ-arts de diagnose fragiele-X-syndroom vast.
> Nu Martin gaat groeien worden de uiterlijke kenmerken van het syndroom duidelijker: hij heeft een lang gezicht met breed voorhoofd en een vooruitstekende kin.

Pathologie

Fragiele-X-syndroom is een van de meest voorkomende oorzaken van een verstandelijke beperking. De afwijkingen ontstaan doordat een deel van het X-chromosoom versmald is, vandaar de naam fragiele-X-syndroom. Bij meisjes komt het fragiele-X-syndroom niet altijd tot uiting, omdat zij ook nog een gezond X-chromosoom hebben. Omdat de versmalling van het X-chromosoom niet bij iedereen even ernstig is, kan de ontwikkeling van mensen met dit syndroom verschillend zijn. Bij jongens komt de afwijking over het algemeen ernstiger tot uiting. De kenmerken van iemand met het fragiele-X-syndroom zijn:
– lang gezicht;
– grote oren;
– vooruitstekende kin;
– geen plooi in het ooglid;
– overstrekte gewrichten;
– luchtweg- en oorinfecties;
– ADHD en emotionele uitbarstingen als kind en puber;
– late taalontwikkeling.

Begeleiding

Mensen met het fragiele-X-syndroom zijn op volwassen leeftijd vaak heel aardig en betrokken bij anderen. Ze kunnen verlegen zijn en hebben ondersteuning nodig in het maken en bijhouden van sociale contacten. Ongeveer 25% heeft een autistische stoornis (zie paragraaf 5.1.7) en zal daarin specifieke begeleiding vragen. De leer- en gedragsproblemen zorgen ervoor dat ze vaak de reguliere basisschool niet af kunnen maken, maar naar speciaal onderwijs gaan. Als volwassene kunnen ze een vrij zelfstandig leven opbouwen en hebben ze geen specifieke gezondheidsproblemen. De levensverwachting is dan ook normaal.

In de begeleiding van kinderen met het fragiele-X-syndroom is het vooral belangrijk aandacht te hebben voor de ouders. Die zijn vaak pas op latere leeftijd van het kind achter de aandoening gekomen.

Verder lezen?
www.fragielex.nl

2.2.4 SYNDROOM VAN PRADER-WILLI

Bij Sterre (8 jaar) was direct na haar geboorte duidelijk dat er iets aan de hand was. Ze had geen zuigreflex en een zeer slappe spiertonus. Na vijf weken werd het syndroom van Prader-Willi vastgesteld. Sterre kreeg het eerste jaar voeding via een sonde, daarna leerde ze langzaam met een lepel te eten. Haar ontwikkeling blijft op alle gebieden achter. Sterre krijgt vanaf haar 1e verjaardag dagelijks een injectie met groeihormoon. In tijden van stress en ziekte krijgt ze hydrocortison om de bijnieren te ondersteunen. Sterre gaat naar een zmlk-school, ze zwemt en krijgt individueel paardrijles. Spreken is moeilijk vanwege haar lage spiertonus. Hiervoor krijgt ze logopedie. Onverwachte situaties zijn lastig voor Sterre, structuur is belangrijk voor haar. Het eten en de ontembare drift daaromheen beginnen steeds meer op te spelen. Haar dagindeling, geluksgevoel en herinneringen hangen sterk samen met eetmomenten.

In tegenstelling tot de meeste andere casussen is het verhaal van Sterre niet fictief. Haar vader heeft het op papier gezet voor dit boek.

Pathologie

Het syndroom van Prader-Willi ontstaat door een fout in het erfelijk materiaal. In dit geval mist er een stukje van chromosoom 15, dat afkomstig is van de vader. Kenmerkend voor dit syndroom is de spierslapte en een onbedwingbare eetlust vanaf de leeftijd van 1 jaar. Omdat mensen met het syndroom van Prader-Willi daarnaast een lagere energiebehoefte hebben, is de kans op overgewicht erg groot. Een baby met het syndroom van Prader-Willi is juist te licht en heeft eetproblemen. De baby wordt dan gevoed met sondevoeding. Bij kinderen met het syndroom van Prader-Willi functioneert de hypothalamus niet goed. De hypothalamus is het centrale deel in de hersenen en regelt onder andere de eetlust, de groei, de slaap en het energieniveau. Als de hypothalamus niet goed functioneert, heeft dat een aantal symptomen tot gevolg, zoals onvoldoende uitscheiding van geslachtshormonen, stoornissen in de regulatie van slaap en lichaamstemperatuur en een enorme eetlust. Mensen met het syndroom van Prader-Willi hebben een vertraagde ontwikkeling en op volwassen leeftijd blijft een lichte verstandelijke beperking bestaan. De meest belemmerende factor om zelfstandig te functioneren is vaak het eetgedrag.

De uiterlijke kenmerken zijn:
- smal voorhoofd;
- smalle neus;
- amandelvormige ogen;
- dunne, driehoekige bovenlip;
- onderontwikkelde seksualiteit;
- hoge pijngrens;
- wondjes door krabben;
- beperkte lengtegroei (ongeveer anderhalve meter).

Begeleiding

De dwang tot eten en de stemmingswisselingen bij mensen met het syndroom van Prader-Willi zijn leidend voor de begeleiding. Er zijn eetcontroleprogramma's voor ontwikkeld. Als mensen met het syndroom van Prader-Willi samen in één huis wonen, heeft dat het voordeel dat iedereen dat programma moet volgen. Emotionele problemen zoals driftbuien of depressiviteit vragen een begeleiding die structuur biedt en aandacht heeft voor ontwikkelingskansen. Mensen met het syndroom van Prader-Willi hebben een groter risico op het ontwikkelen van diabetes mellitus, dus aan de preventie hiervan moet aandacht besteed worden. Op fysiek gebied is er vooral aandacht nodig voor motorische beperkingen door de spierslapte. Fysiotherapie en logopedie (spraaktherapie) kunnen hier vaak bij helpen.

Voor een betere verhouding van lengte en gewicht wordt vaak groeihormoon toegediend. Dit geeft bovendien een positief resultaat op het gedrag.

Verder lezen?
www.praderwillisyndroom.nl

2.3 Indeling naar niveau van de verstandelijke handicap

De uitingsvormen en de mate van de beperking zijn onafhankelijk van de oorzaak van de beperking. Voor de vaststelling van het niveau van functioneren was vroeger het intelligentiequotiënt (IQ) leidend. Nu kijkt men niet meer alleen naar de mate van intelligentie, maar steeds breder naar de mogelijkheden van de cliënt.

Mensen indelen naar het niveau van hun verstandelijk functioneren heeft als voordeel dat de begeleiding afgestemd kan worden op dat niveau. Voor zowel groepsleiders als cliënten geeft dat duidelijkheid.

> Margriet (23 jaar) woont in een huis waar wordt gewerkt vanuit de visie 'in een normaal gezin wonen kinderen in verschillende ontwikkelingsfasen'. Ze woont samen met vijf mensen met een uiteenlopend niveau van functioneren. Margriet heeft lichamelijk geen beperkingen en kan in eenvoudige zinnen communiceren. Ze kan aardappelen schillen, maar heeft hulp nodig bij het bepalen van de volgorde van handelingen bij het koken. Ze gaat graag naar haar werk op dagbestedingslocatie 'Het Zand'. Daar zorgt ze voor alle in- en uitgaande post en voor het bezorgen van de interne post. Ze voelt zich gewaardeerd en kent haar taken.

Om zicht te krijgen op het niveau van functioneren van Margriet kan worden gekeken naar haar IQ en haar ontwikkelingsmogelijkheden.

2.3.1 INDELING NAAR IQ

Vroeger was weinig aandacht was voor de begeleiding van verstandelijk gehandicapten. De zorg die werd geleverd was voornamelijk op het lichamelijke gericht. Mensen met een verstandelijke handicap werden ingedeeld naar aflopende capaciteiten: debiel, imbeciel, idioot (zie tabel 2.1). Deze indeling wordt niet meer gebruikt en de begrippen zijn verworden tot scheldwoorden. De zorgverlening die erbij hoorde, was vooral gericht op de drie grondbeginselen van de nonnen: rust, reinheid en regelmaat. Margriet zou in de categorie imbeciel zijn gevallen. Zij zou naar een sociale werkplaats gaan, maar verder zou er weinig specifieke zorg voor haar zijn.

De bovenstaande indeling werd in 1905 gekoppeld aan het IQ. Uiteindelijk legde de American Psychiatric Association (APA) in 1994 een indeling vast in vier graden van verstandelijke handicap (zie tabel 2.1).

Tabel 2.1 Graden van verstandelijke handicap			
graden van verstandelijke handicap	IQ	fysieke vermogens	sociaal-emotionele vermogens
zeer ernstig verstandelijk gehandicapt (voorheen: idioot)	onder de 20	geheel afhankelijk; kan soms lopen; moet geheel verzorgd worden; gedrag van een 0- tot 2-jarige; kan gewoontehandelingen aanleren; er zijn vaak ernstige lichamelijke beperkingen	de beleving van het eigen lichaam staat centraal en cliënt is gevoelig voor sfeer
ernstig verstandelijk gehandicapt (voorheen: laag-imbeciel)	tussen 20 en 35	kan gewoontehandelingen aanleren; heeft toezicht nodig; gedrag van een 3- tot 7-jarige; is vaak wel mobiel, maar er zijn wel lichamelijke beperkingen, zowel motorisch als zintuiglijk	cliënt toont interesse in directe leefomgeving, maar beleeft de wereld vanuit eigen gevoelens; er is sprake van enige vorm van communicatie middels korte zinnen en gebaren; cliënt is gevoelig voor de emoties van anderen en staat open voor begeleiding en beïnvloeding
matig verstandelijk gehandicapt (voorheen: hoog-imbeciel)	tussen 35 en 50	gedrag van een 8- tot 12-jarige; kan dagelijkse en eenvoudige arbeidsmatige vaardigheden ontwikkelen en heeft een redelijke motoriek; fijne motoriek is vaak minder ontwikkeld	cliënt toont meer interesse in omgeving; heeft een eenvoudig taalgebruik met korte zinnen; kan naar het speciaal onderwijs en reist zelfstandig; de zorgvraag ligt op het gebied van structuur bieden en aansturen van ADL; er is behoefte aan sociale contacten en goede dagbesteding of eenvoudig werk; cliënt kan redelijk verbaal communiceren en gestimuleerd worden tot nieuwe dingen
licht verstandelijk gehandicapt (voorheen laag-debiel)	tussen 55 en 70	heeft een normale lichaamsbouw en motoriek	kan naar een speciale school en kan zich redden met eenvoudige sociale vaardigheden; heeft hulp nodig bij moeilijke situaties; heeft een brede interesse in de omgeving; kan eenvoudig rekenen, lezen en schrijven; kan redelijk zelfstandig leven met enige begeleiding en kan relaties aangaan en onderhouden; probleem is vaak dat cliënt sociaal zeer kwetsbaar en beïnvloedbaar is; reageert eerder emotioneel dan rationeel

In de APA-indeling zou je Margriet indelen als iemand met een matige verstandelijke beperking. Ze is ADL-zelfstandig en kan verbaal communiceren. Op haar werk kan ze redelijk zelfstandig functioneren en heeft ze genoeg vaardigheden ontwikkeld. Haar **behoefte** aan sociaal contact krijgt een plek binnen haar werkomgeving.

2.3.2 INDELING NAAR ERVARINGSFASEN

Gebleken is dat IQ alleen geen volledige graadmeter is voor de ondersteuningsbehoefte van mensen met een verstandelijke beperking. De laatste decennia gebruikt men steeds meer de ervaringsordening van Dorothea Timmers-Huijgens. Hierbij kijkt men wat de cliënt kan en doet met zijn ervaringen. Want hoewel hun verstandelijk functioneren beperkt is, nemen cliënten hun levenservaring met zich mee. Hierdoor kunnen zij vaardigheden hebben ontwikkeld die een kind met hetzelfde ontwikkelingsniveau niet heeft. Een baby van een paar maanden zal bijvoorbeeld nog niet zelf zijn armen in de mouwtjes steken. Iemand met een verstandelijke beperking met hetzelfde ontwikkelingsniveau kan dit soms wel, omdat hij het al jaren heeft meegemaakt. Voordeel van de ervaringsordening is dat zij direct handvatten biedt om de cliënt optimaal te begeleiden. De vier hoofdvragen in deze ordening zijn:
- is mijn lichaam veilig?
- is de omgeving betrouwbaar?
- ken ik de samenhang?
- mag ik mijzelf zijn?

Het antwoord op deze vragen geeft aan waarin de behoefte in begeleiding van de persoon zit. Van daaruit worden vier ervaringsfasen onderscheiden.

Lichaamsgebonden ervaringsfase
Waarnemen gebeurt door middel van het lichaam en door dingen te ervaren, te zien, horen, voelen en ruiken. De communicatie is zeer beperkt en taal en gebaren worden niet gebruikt. De cliënt kan geen verbanden leggen, dus alles staat op zich in het hier en nu. Er is veel behoefte aan basisveiligheid en een grote afhankelijkheid van anderen. In de begeleiding zijn herhaling, nabijheid en lichamelijk contact de uitgangspunten.

Associatieve ervaringsfase
De cliënt kan associaties maken, dus zaken aan elkaar koppelen. Een pyjama hoort bij het slapengaan, een tandenborstel bij mond open en poetsen. Door veel herhaling en structuur kunnen vaardigheden worden aangeleerd, want gewoonte is een belangrijk uitgangspunt in het handelen. Er is sprake van emotie en sociale omgang, maar wel vanuit de eigen behoefte en beleving. Zich inleven in anderen kan iemand niet. De begeleiding richt zich op het versterken van de onafhankelijkheid door handelingen aan te leren, bijvoorbeeld ADL-handelingen.

Structurerende ervaringsfase

Omdat een cliënt kan denken in oorzaak en gevolg heeft hij inzicht in dagelijkse gebeurtenissen. Relaties kunnen worden opgebouwd, omdat inleving in de ander mogelijk is. De cliënt heeft een duidelijk zelfbeeld en identiteit en kan onafhankelijk functioneren. De begeleiding richt zich op het stimuleren en ontwikkelen van de mogelijkheden die iemand heeft.

Vormgevende ervaringsfase

Cliënten in deze fase kunnen niet alleen ordenen, maar kunnen ook iets persoonlijks toevoegen en invulling geven aan hun leven. Zij kunnen abstract denken en hebben inzicht in het gedrag van anderen. Zij willen bewust een plaats innemen in de maatschappij en zich ontwikkelen, maar hebben soms niet genoeg zelfvertrouwen. De begeleiding is dan ook gericht op vorming van identiteit.

Als voor Margriet de vier vragen van Timmers-Huijgens worden beantwoord, dan wordt haar begeleidingsvraag duidelijk. Het lichaam van Margriet is veilig, ze heeft geen lichamelijke ongemakken of handicaps. De omgeving is voor haar betrouwbaar, want Margriet weet wat ze kan verwachten en ze kan ook dingen met elkaar in verband brengen. Dat wil niet zeggen dat ze op dit moment tevreden is met de gang van zaken. Het samenwonen met cliënten die minder kunnen dan zijzelf, heeft tot gevolg dat de begeleiding niet goed op haar is afgestemd. Ze kan zowel onderschat als overvraagd worden door de groepsleiding, die steeds met andere niveaus om moet gaan. In haar werk daarentegen vindt zij die bevestiging wel. Daaruit kun je concluderen dat Margriet in de structurerende ervaringsfase zit. In haar werk kan Margriet wellicht zodanig worden gestimuleerd dat een vormgevende ervaringsfase mogelijk zou zijn. Zij zou dan een reguliere werkplek in de maatschappij moeten krijgen. Voor Margriet zou dit betekenen dat zij veel minder veiligheid aan de omgeving kan ontlenen en het is de vraag of zij dat aankan.

Verder lezen?
http://timmers-ervaringsordening.nl/over-ervaringsordening

3 Het ondersteuningsplan

De zorgaanbieder biedt zorg aan vanuit de zorgbehoefte van de cliënt. Over de zorglevering worden praktische afspraken gemaakt, zoals op welk moment de zorg aanvangt en hoeveel uren zorg er worden geleverd. Deze afspraken worden vastgelegd in een zorgovereenkomst, die ook wel zorg(leef)plan, ondersteuningsplan of ontwikkelplan wordt genoemd.

In de zorg voor mensen met een verstandelijke beperking wordt uitgegaan van wat de cliënt kan of nog kan ontwikkelen. De cliënt richt zelf zijn leven zo veel mogelijk in, en begeleiders of anderen ondersteunen hem daarin. Vandaar dat we ook spreken van een ondersteuningsplan. Om dat zo zorgvuldig mogelijk te doen is het belangrijk een structuur en een vorm te kiezen die aansluiten bij de behoefte van de cliënt. Daarnaast zal men een evenwicht moeten vinden tussen het aanbrengen van structuur enerzijds en ruimte laten voor de eigen invulling en visie van de begeleiders anderzijds. In dit hoofdstuk komt aan bod hoe de behoefte aan zorg en ondersteuning in kaart kan worden gebracht.

3.1 Individueel plan

Een ondersteuningsplan wordt opgesteld om verschillende redenen.
- Er moet *verantwoording* afgelegd worden naar de maatschappij over hoe iemand begeleid wordt en hoe het geld wordt ingezet.
- De *kwaliteit* van de dienstverlening kan door een duidelijk plan inzichtelijker en beter meetbaar gemaakt worden. Het maakt zichtbaar waaraan wordt gewerkt en het maakt evaluatie mogelijk. Bovendien maakt het plan alle begeleiders duidelijk wat de bedoeling is, zodat er continuïteit en eenduidigheid is in de begeleiding.
- Met een goed begeleidingsplan laten begeleiders zien dat zij als professionals bezig zijn. Ze werken doelgericht vanuit een *kennisbasis*.

Ondersteuning aan mensen met een verstandelijke beperking wordt op individuele basis ingezet. Dit betekent dat een ondersteuningsplan een individueel plan is. Het moet in eerste instantie los worden gezien van het leven in een groep met anderen. Vanuit het ondersteuningsplan kan de indicatie voor zorg, en daarmee het geldbedrag dat beschikbaar en nodig is voor die zorg aan die cliënt, individueel worden bepaald. In het ondersteuningsplan wordt ook uitgewerkt hoe die zorg wordt vormgegeven en wordt ingezet.

Om het plan persoonlijk te maken moet een begeleider zich goed kunnen inleven in de cliënt. De begeleider kan dit doen door bewust naar de cliënt te kijken en zich de volgende zeven vragen te stellen.

– Wat zie ik, hoor ik, ervaar ik bij deze cliënt?
– Hoe communiceert deze cliënt en wat zegt hij daarmee?
– Waarom gedraagt de cliënt zich zoals hij doet?
– Waarom ziet zijn leven er op deze bepaalde manier uit?
– Wat zou voor deze cliënt de kwaliteit van leven vergroten?
– Wat zou er gebeuren als ik deze persoon in een reguliere wijk zou laten wonen? Wat zou goed gaan en wat minder?
– Waarom reageren wij op een cliënt zoals we dat nu doen?

Door vanuit verschillende disciplines antwoord te geven op deze vragen, en ook familie en mantelzorgers daarbij te betrekken, ontstaat een breed beeld van een cliënt, het *persoonsbeeld*. Dit beeld vormt het uitgangspunt, de start van het ondersteuningsplan. Voordat ingegaan wordt op de rest van het ondersteuningsplan is het belangrijk om de verschillende fasen van methodische zorgverlening te kennen. Dit ligt aan de basis van het persoonlijk ondersteuningsplan.

3.2 Methodische zorgverlening

Het ondersteuningsplan is erop gericht de kwaliteit van leven van mensen met een verstandelijke beperking te vergroten. De manier waarop men een ondersteuningsplan opstelt, uitvoert en evalueert, heet methodische zorgverlening. Figuur 3.1 laat zien hoe methodische zorgverlening eruitziet.

Zoals in figuur 3.1 is aangegeven, zal men bij het opstellen van een ondersteuningsplan de volgende stappen doorlopen:
1 opstellen van een profiel of persoonsbeeld;
2 schetsen van een perspectief (wensen en dromen);
3 stellen van doelen;

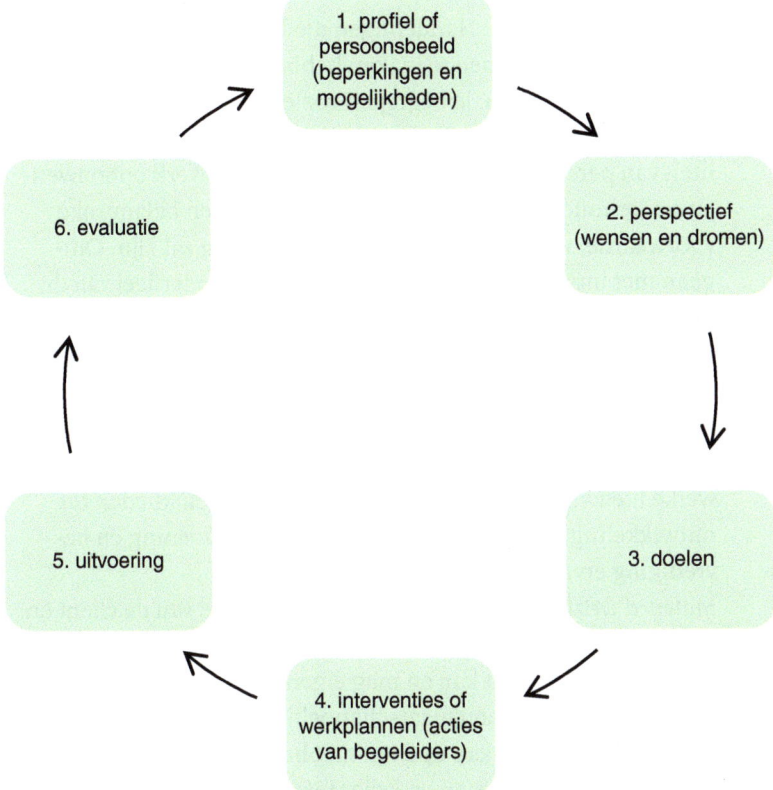

Figuur 3.1 Methodische zorgverlening in de VGZ

4 vastlegging van interventies in een werkplan;
5 uitvoering van het werkplan;
6 evaluatie en terugkoppeling op het ondersteuningsplan.

3.2.1 STAP 1: PROFIEL VAN DE CLIËNT

Het landelijke *Kwaliteitskader gehandicaptenzorg* volgt de indeling van Shalock en Verdugo (2002) om de kwaliteit van het bestaan meetbaar te maken in acht domeinen. Veel instellingen werken in hun begeleidingsplannen vanuit deze indeling (zie kader).

> **Domeinen van Shalock en Verdugo**
> – *Lichamelijk welbevinden.* Hieronder vallen alle handelingen die de fysieke gezondheid van de cliënt verbeteren, in stand houden of verslechtering tegengaan.

- *Psychisch welbevinden.* Handelingen die het psychisch welbevinden verbeteren, kunnen te maken hebben met een positief zelfbeeld, je thuis voelen, je begrepen voelen en bevestigd worden.
- *Interpersoonlijke relaties.* Ondersteuning in het aantal en de kwaliteit van persoonlijke relaties betekent een netwerk opbouwen en onderhouden. Communicatie is daarvoor een belangrijke voorwaarde, waarbij ondersteuning vaak nodig zal zijn. Omgaan met intimiteit en genegenheid tonen is onderdeel van dit domein.
- *Deelname aan de samenleving.* Waar ligt de belangstelling van de cliënt? Wat wil hij graag doen en welke vaardigheden moet hij daarvoor leren?
- *Persoonlijke ontwikkeling.* Wat kan en wil de cliënt leren, en welke nieuwe ervaringen kan hij opdoen? Mogelijkheden tot ontwikkeling worden benut zodat iemand voldoening en bevrediging ervaart in zijn leven.
- *Materieel welzijn.* Huisvesting naar tevredenheid van de cliënt en goed financieel beheer.
- *Zelfbepaling.* De cliënt kan en mag eigen keuzes maken over zijn levensinvulling, binnen maatschappelijke grenzen. Dit betekent dat hij ervaring kan opdoen met het maken van keuzes. Hij leert hiermee omgaan en krijgt informatie op het juiste niveau om de keuze weloverwogen te kunnen maken.
- *Belangen.* Iedere cliënt heeft recht op zelfbepaling en medezeggenschap. Dit betekent dat hij bepaalde rechten en plichten heeft, waarover hij geïnformeerd moet worden. Zo heeft hij recht op inspraak in zijn eigen begeleiding, maar bijvoorbeeld ook op inspraak in woonregels.

Bron: Shalock & Verdugo, 2002.

De indeling van Shalock en Verdugo is een handig hulpmiddel om een goed beeld van een cliënt te schetsen en een *persoonsbeeld* te schrijven. De indeling is ook niet meer dan een hulpmiddel, en hoeft dus niet precies van begin tot eind te worden gevolgd. Men loopt dan namelijk het risico dat niet meer de cliënt centraal staat, maar de methodiek zelf. Het is goed mogelijk dat bijvoorbeeld niet alle domeinen aan bod komen, omdat een bepaald domein niet relevant is voor de betreffende cliënt. Naast de acht domeinen van Shalock en Verdugo kan de begeleider ook de zeven vragen uit paragraaf 3.2 gebruiken om het persoonsbeeld op te stellen.

3.2.2 STAP 2: SCHETSEN VAN EEN PERSPECTIEF (DE WENSEN EN DROMEN VAN DE CLIËNT)

De acht domeinen van Shalock en Verdugo kunnen ook voor het schetsen van het perspectief worden gebruikt. Per domein wordt dan vanuit de cliënt gekeken naar wat hij zou willen bereiken in de toekomst.

3.2.3 STAP 3: STELLEN VAN DOELEN

Met behulp van het geschetste perspectief worden vanuit de bestaande situatie en met het oog op de wenselijke situatie doelen gesteld voor de cliënt. In deze doelen moet duidelijk worden aangegeven welke kwaliteit in de toekomst beoogd wordt. Ze omvatten dus een visie die betrokken partijen samen hebben over de toekomst van de cliënt. De doelen moeten SMART geformuleerd zijn (zie kader) en logisch volgen uit het persoonsbeeld en het perspectief. Als een doel in eerste instantie te groot is, wordt het verder opgedeeld in werkdoelen. Deze moeten na een jaar geëvalueerd worden en dus niet te ruim opgesteld worden. Het verdient de voorkeur om na een jaar een meetbaar resultaat te hebben! Dat werkt zowel voor cliënten als begeleiders motiverend.

> **SMART**
> - *Specifiek:* is het duidelijk en gaat het over een afgebakend onderwerp?
> - *Meetbaar:* kan het worden vastgelegd of gemeten?
> - *Acceptabel:* is het acceptabel voor begeleiders en/of management en/of cliënt?
> - *Realistisch:* is het haalbaar voor de verschillende partijen (en binnen het budget)?
> - *Tijdgebonden:* is er een tijd aangegeven?

3.2.4 STAP 4: VASTLEGGEN VAN DE INTERVENTIES IN EEN WERKPLAN

De doelen worden op hun beurt weer uitgewerkt in een werkplan. Een werkplan geeft uiteindelijk concreet aan wat een begeleider op een bepaald moment met een cliënt moet doen om aan de doelen te werken. Een begeleider die een dag komt invallen, moet aan de hand van dit plan duidelijk kunnen zien wat hij moet doen. In een werkplan moet dus heel concreet staan:
- *wat* er moet worden gedaan (zoals behandeling, medicatie, stimulering, dagbesteding);
- *wie* het moet doen (begeleider, arts, fysiotherapeut);

- *wanneer* dit moet worden gedaan (bij opstaan, ochtend, tijdens lunch, 's middags);
- *waar* dit moet worden gedaan (op de kamer, op de groep, op de dagbesteding enzovoort).

De verantwoordelijkheid voor het schrijven en uitvoeren van het werkplan ligt bij de direct uitvoerenden. Hierdoor wordt de betrokkenheid bij het plan van alle begeleiders zo groot mogelijk.

3.2.5 STAP 5: UITVOERING VAN HET WERKPLAN

De uitvoering van de werkplannen wordt gerapporteerd in het (digitale) systeem dat hiervoor door de betreffende instelling wordt gebruikt. Rapportages moeten zo geschreven worden dat deze kunnen worden gebruikt om ieder kwartaal een samenvatting te schrijven en na een jaar de terugkoppeling naar het doel kan worden gemaakt.

3.2.6 STAP 6: EVALUATIE EN TERUGKOPPELING OP HET ONDERSTEUNINGSPLAN

Deze terugkoppeling naar de eerder gestelde doelen (ook wel evaluatie genoemd) geeft op zijn beurt weer voeding aan een nieuw perspectief, en zo kunnen opnieuw de stappen van de cyclus worden doorlopen. Evaluatie gebeurt interdisciplinair, waarbij op alle gebieden resultaten worden gecontroleerd. Niet alleen de doelen worden geëvalueerd, maar ook het werkplan en de medicatie van een cliënt. Vrijheidsbeperkende maatregelen moeten iedere drie maanden worden geëvalueerd.

3.3 Algemene regels

Ten slotte gelden er nog enkele algemene regels bij het opstellen van een ondersteuningsplan.

Naast de acht domeinen van Shalock en Verdugo kan men bepaalde formulieren gebruiken, zoals een Middelen-en-Maatregelenformulier, een incidentformulier of een registratieformulier voor pijn, dementie of vocht.

Er moet zo veel mogelijk objectief geschreven worden vanuit de cliënt, maar zonder deze te betuttelen. Het plan dient als uitgangspunt voor meerdere disciplines en ook als verantwoording naar buiten toe.

Ieder plan wordt ondertekend door de cliënt en/of zijn vertegenwoordiger. Daarnaast is het een zorgovereenkomst, dus moet het worden ondertekend door de manager, een coördinator of eerstverantwoordelijke en orthopedagoog.

Indien er een verschil van mening is tussen verschillende partijen over een bepaald onderdeel uit het plan, dan moet dit vermeld worden.

3.4 Voorbeeld van een ondersteuningsplan

Tabel 3.1	Ondersteuningsplan van Kees	
profiel	*beschrijving*	*perspectief*
lichamelijk welbevinden	Kees is een man van 40 jaar. Zijn lichaam is erg stijf, wat in de loop der jaren waarschijnlijk is ontstaan door medicatiegebruik. Daarnaast komt in de familie van Kees de ziekte van Parkinson voor, maar deze is bij Kees niet vastgesteld. Zijn rechter- en linkerarm staan in een hoek van 90°. Ook zijn handen neigen naar binnen te gaan staan, hier krijgt Kees fysiotherapie voor. Kees is sinds tien jaar diabeet. Hij heeft een dieet waarin hij zeven keer per dag moet eten. Daarnaast slikt Kees hier medicatie voor en krijgt hij iedere avond insuline gespoten. Twee keer per week wordt zijn bloedsuiker geprikt. Kees zijn stemming is van invloed op zijn bloedsuikerwaarden. Kees draagt orthopedische schoenen. Jaarlijks gaat hij naar de orthopedische schoenmaker om zijn schoeisel te controleren. Door veelvuldige oorontstekingen vroeger heeft Kees een beschadiging aan zijn trommelvlies rechts, waardoor hij slechthorend is aan die kant. Jaarlijks heeft Kees een gehoorcontrole bij een gespecialiseerd instituut. Tot twee jaar geleden is Kees klokzindelijk geweest. Dat ging steeds vaker mis en het omkleden gaf Kees veel stress. Nu draagt Kees dag en nacht incontinentiemateriaal. Hij lijkt daar weinig last van te hebben.	Kees kan duidelijk maken wanneer hij zich niet lekker voelt, met name met betrekking tot zijn diabetes mellitus.

profiel	beschrijving	perspectief
psychisch welbevinden	Kees vertoont moeilijk verstaanbaar gedrag. Dit uit zich in slaan, duwen, haren trekken, knijpen en hard gillen. Dit kan hij uiten bij zijn medebewoners en bij het personeel. Daarom wordt Kees, in zijn woning en op de dagbesteding, elke dienst door een vaste begeleider ondersteund. Dit is om Kees meer rust en duidelijkheid te geven. Kees weet dan bij wie hij terechtkan, en wie er voor hem is. Vooral bij het vaste personeel waarmee hij een vertrouwensband heeft, voelt Kees zich veilig. Kees heeft in het verleden veel medicatie gehad voor angst en depressie. Deze medicatie gebruikt hij nu niet meer, maar Kees blijft gevoelig voor stemmingswisselingen. Kees krijgt deze medicatie niet meer omdat hij ervan ging hallucineren. Kees heeft een zeer ernstige verstandelijke beperking, die in combinatie met zijn autisme leidt tot gedrag met ernstige problemen. In een speciaal opgezet project wordt gekeken welke omgangsvormen het beste aansluiten bij de hulpvraag van Kees. Kees functioneert vanuit een associatieve ervaringsfase. Op emotioneel gebied functioneert Kees op het niveau van een baby. Hij houdt van de nabijheid van en het lichamelijke contact met de begeleiding. Kees kan emoties tonen door middel van zijn gezichtsuitdrukking en is gevoelig voor sfeer. Kees kan zich niet inleven in een ander. Kees communiceert non-verbaal. Hij kan dingen aanwijzen en laten zien.	Kees heeft ondersteuning die afgestemd is op zijn zorgvraag. Kees zijn sterke stemmingswisselingen zijn onder controle. Doordat hij met vaste begeleiders werkt die hem begrijpen, ervaart hij rust en zekerheid.
materieel welzijn	Kees is zich bewust van voorwerpen, als hij die om zich heen ziet liggen. Zo kan hij bij het ochtendritueel voorwerpen uit zijn toilettas pakken en in zijn mond stoppen. Wat voor voorwerp het is, maakt niet uit. Hij kan met een lepel in zijn eten willen prikken als het op een bord ligt. Maar als het eten dan in een schaaltje zit, lepelt hij het er uit. Vroeger liep Kees veel rond met speeltjes in zijn handen, ook sliep hij met een autootje. Het speelgoed gaf Kees veiligheid. Van de ene op de andere dag had Kees hier geen aandacht meer voor en heeft hij het speelgoed weggelegd. Als Kees onrustig is, kan hij voorwerpen gaan verplaatsen.	Kees woont in een huis waar hij zich veilig voelt en waar de materialen en functie daarvan hem bekend zijn.

profiel	beschrijving	perspectief
interpersoonlijke relaties	Kees was in het verleden erg onzeker, huilde veel en alles kostte hem veel energie, waardoor hij soms tot zes uur per dag op bed lag. Door een structurele daginvulling is het slaapgedrag van Kees sterk verminderd. Kees kan zijn persoonlijk begeleider opzoeken als hij zich niet prettig voelt. Maar als zijn begeleider te veel op zijn huid zit, kan Kees duidelijk zijn grenzen aangeven. Door middel van non-verbale communicatie maakt hij zijn frustratie duidelijk. Hij kan de begeleider wegduwen, weglopen of gaan schreeuwen. Vooral bij onbekende begeleiders kan dit gedrag ontstaan. Kees herkent zijn familie niet, zijn begeleiders wel. Vroeger kwamen de ouders van Kees regelmatig op bezoek. Nu komen zijn broers en zus vooral met speciale gelegenheden langs. Zijn vader komt iedere maand.	Kees geniet regelmatig van een dagje uit met een vrijwilliger die weet hoe met hem om te gaan.
deelname aan de samenleving	Kees is geboren in Eindhoven en heeft thuis gewoond tot zijn 6e jaar. Kees woont nu in een woning met zeven anderen. Kees heeft een eigen slaapkamer, het sanitair wordt gedeeld. Vijf dagen in de week heeft Kees dagbesteding op het instellingsterrein, van negen uur tot drie uur. Zijn vader komt één keer per maand langs en Kees heeft een bezoekrelatie die één keer per maand met hem gaat wandelen.	Kees heeft contacten buiten zijn woonomgeving die hem afwisseling en uitdaging bieden.
belangen	Kees heeft vroeger in een Zweedse band geslapen vanwege onrust. Hij komt anders nooit aan slapen toe. Nu heeft Kees een bed met hoge zijkanten dat helemaal dicht kan. Aan de rechterkant van het bed, waar Kees instapt, zitten twee deurtjes met slotjes. Hiervoor is een Middelen- en-Maatregelenprotocol opgesteld, dat ieder jaar wordt geëvalueerd. Kees heeft zowel een curator als een mentor die zijn belangen behartigen. Er is geen reanimatiebeleid bekend.	Kees heeft een reanimatiebeleid dat is afgestemd met curator en mentor en waarin zijn belangen worden behartigd.

profiel	beschrijving	perspectief
persoonlijke ontwikkeling	Kees kan veel vaardigheden zelf. Kees kan zelf eten en zichzelf 'aankleden', dit houdt in dat Kees zelf zijn armen door de mouwen kan stoppen en zelf zijn broek uit en aan kan doen. Kees kan in principe zelfstandig eten. Als hij gespannen is, moet de begeleiding het eten in Kees zijn mond doen. Dan is Kees te veel bezig met de omgeving en kan hij zich niet concentreren op zijn eten. Deze vaardigheden moeten bijgehouden worden en Kees moet gestimuleerd worden om deze vaardigheden te blijven uitvoeren. Kees kan de begeleiding helpen met huishoudelijke klusjes; hij kan bijvoorbeeld sokken vasthouden en aan de begeleiding geven, zodat deze ze in de kledingkasten opruimt. Hierbij moet Kees wel gestimuleerd worden.	Kees kan met de vaardigheden die hij bezit een beetje voor zichzelf zorgen en voor zijn woning zorgen.
zelfbepaling	Kees kan voor een aantal dingen zelf bepalen wat hij wil en wat hij niet wil. Hij kan bijvoorbeeld aangeven dat hij wil gaan wandelen, door naar zijn begeleider te lopen en zijn jas te geven. Als Kees geen zin in eten heeft, kan hij zijn eten uit zijn mond halen en het weer terugleggen op het bord. Als Kees wat onrustig en onzeker wordt, kan hij veel geluid maken; hij 'vraagt' dan aan zijn vaste begeleider wat hij kan gaan doen. Hij kan hierbij de hand van de begeleiding pakken.	Kees kan zichzelf blijven en voelt zich veilig. Zijn vragen worden begrepen en er wordt gehoor aan gegeven.
kernvraag	Ik heb een eigen dagprogramma en word hierin ondersteund door een vaste begeleider. Er zit uitdaging in het dagprogramma zodat ik me kan ontwikkelen en me niet afgezonderd voel van de groep.	
doelen	Kees ondervindt geen hinder van lichamelijke ongemakken. Hij kan zijn dagritme vasthouden en slaapt maximaal een uur op de dag. Kees voelt zich veilig in zijn woning. Dit laat hij blijken door zijn wensen kenbaar te maken en geen agressief gedrag te vertonen. De gezamenlijke activiteiten, zoals eten en koffie drinken, geven Kees genoeg veiligheid om rustig bij de groep betrokken te worden. Binnen één jaar is er een reanimatiebeleid op papier waarin de belangen van Kees zijn behartigd.	
werkplan	Kees wordt ondersteund in de dagplanning die voor hem gemaakt is. Hierbij wordt in principe niet afgeweken van de planning. Als Kees iets anders wil, dan wordt gekeken naar mogelijkheden later op de dag.	

Tabel 3.2 Dagplanning

tijd	activiteit	ondersteuning
7.30	opstaan	Wakker maken en naar het toilet en de douche begeleiden. Volledige hulp bij wassen en aankleden.
8.30	ontbijt en ochtendmedicatie	Zie lijst diëtiste. Brood in stukjes snijden. Medicatie: zie medicatiedeellijst.
9.00	dagbesteding	In zijn jas helpen en naar het busje begeleiden.
15.15	thuiskomst; thee met tussendoortje	Met alle bewoners wat drinken. Kees gaat eerst naar zijn kamer om even tot rust te komen, komt erbij als iedereen zit en de thee is ingeschonken. Zie dieetlijst voor voeding van Kees.
16.00	vrije tijd	Kees brengt die meestal op zijn kamer door of wandelend door de woning. Soms doet hij een dutje op een plekje dat hij zelf kiest.
16.30	fysiotherapie	Op dinsdag en donderdag. Groepsleiding brengt hem daar naartoe.
17.00	koken	Kees wordt uitgenodigd om mee te helpen.
17.45	warme maaltijd en medicatie	Kees komt weer als laatste aan tafel als iedereen al zit. Hij heeft een vaste plek aan het hoofdeinde, naast de begeleider. Medicatie: zie medicatiedeellijst.
18.30	huishouding	Kees wordt uitgenodigd om mee te helpen met opruimen of was.
20.00	tussendoortje en koffie	Er wordt gezamenlijk koffie gedronken. Voeding: zie dieetlijst.
21.00	insuline	Kees krijgt zijn insuline. Op maandag en donderdag wordt zijn bloedsuiker gecontroleerd.
21.30	bedtijd	Kees wordt geholpen met omkleden in zijn pyjama en tandenpoetsen. Hij heeft nog zijn eigen gebit.
12.00	nachtcontrole	De nachtdienst loopt bij Kees langs om te controleren of hij lekker ligt te slapen.

Verder lezen?

www.igz.nl

Gemert, G. van, & Dekkers-van der Veen, M. (2011). *Persoonlijke ondersteuningsplanning in de praktijk.* Assen: Van Gorcum.

Schalock, R.L., & Verdugo, M.A. (2002). *Handbook on quality of life for human service practitioners.* Washington, DC: American Association on Mental Retardation.

Zorg bij lichamelijke problemen 4

Bij veel mensen met een verstandelijke beperking is sprake van co-morbiditeit. Dit betekent dat iemand twee of meer stoornissen of aandoeningen tegelijk heeft. Mensen met het syndroom van Prader-Willi hebben verhoogde kans op diabetes mellitus en mensen met het syndroom van Down op de ziekte van Alzheimer. Omdat veel functies van het menselijk lichaam op elkaar ingrijpen, is de ene stoornis vaak de oorzaak van de andere. In het algemeen geldt: hoe ernstiger de verstandelijke beperking, hoe groter de kans op andere aandoeningen. Enkele bijkomende aandoeningen en problemen worden in dit hoofdstuk belicht. Daarbij wordt ingegaan op de specifieke zorgvraag die dit met zich meebrengt.

4.1 Voedings- en eetgerelateerde problemen

In veel woonvoorzieningen wordt door begeleiders gekookt en worden zelf maaltijden samengesteld. Om ervoor te zorgen dat de voeding evenwichtig is, wordt gebruikgemaakt van de 'schijf van vijf' van het Voedingscentrum (zie figuur 4.1). De basisregels hiervan zijn:
– eet gevarieerd;
– eet niet te veel en beweeg;
– eet minder verzadigd vet;
– eet veel groente, fruit en brood;
– eet veilig.

4.1.1 EETPROBLEMEN

Op alle vijf de aandachtsgebieden van de schijf van vijf kunnen problemen ontstaan bij mensen met een verstandelijke beperking. Het is moeilijk variatie aan te brengen als iemand bepaalde voedingsmiddelen graag wil hebben en andere niet, bijvoorbeeld als iemand de hele dag alleen maar koffie wil drinken. Als men in een team werkt, is het nodig een gevarieerd weekmenu samen te stellen. Op die manier weet

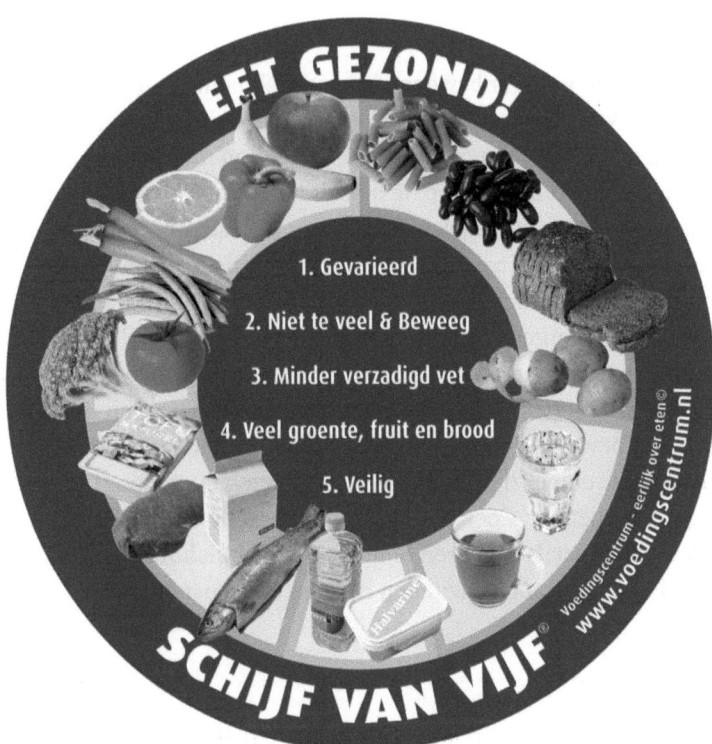

Figuur 4.1 Schijf van vijf

iedereen wat hij moet koken en lopen cliënten geen risico op te eenzijdig eten.

Te veel maar ook te weinig eten is een onderwerp dat veel cliënten en hun begeleiders dagelijks bezighoudt. Zo kan een cliënt door onrust zo veel energie verbruiken dat zijn energiebehoefte groter is dan normaal. Men moet dan aan die extra behoefte voldoen door energieverrijkte voeding te geven. Maar vaker is het nodig dat cliënten worden ondersteund bij het matigen van hun eetgewoonten. Een tekort aan inzicht in de mogelijke gevolgen van slecht eten is een extra handicap bij het motiveren van de cliënt tot gezonde eetgewoonten. Men moet dan in samenspraak met alle betrokkenen een compromis vinden waarin de kwaliteit van leven van de cliënt vooropstaat. Dit kan betekenen dat een cliënt met veel overgewicht toch één keer in de week patat met mayonaise krijgt.

> **Beweging**
> Iedere dag een half uur bewegen is voor veel mensen moeilijk te realiseren. Voor mensen met een verstandelijke beperking, die dit niet zelfstandig kunnen organiseren, is het nog moeilijker. Het is vaak geen optie om alleen op de fiets of lopend naar werk of dagbesteding te gaan, en begeleiders hebben hier de ruimte niet voor. Bij een reguliere sportvereniging sporten is moeilijk vanwege de lichamelijke beperkingen en/of gebrekkig spelinzicht. Cliënten zijn daardoor aangewezen op gespecialiseerde sportfaciliteiten, maar die zijn niet toereikend om voor iedereen in de bewegingsbehoefte te voorzien. Begeleiders moeten zich bewust zijn van dit tekort aan beweging en moeten creatief omgaan met de mogelijkheden die er wel zijn. Vrijwilligers kunnen helpen door te bewegen met cliënten. Zoek naar lichamelijke activiteit die de cliënt wel kan doen, zoals tuinieren of helpen in de huishouding. Ook een Wii of andere spelactiviteiten kunnen uitkomst bieden.

Vetten

Het eten van gezond vet is relatief makkelijk te realiseren als je weet wat de goede vetten en wat de slechte vetten zijn. Vetten die bij kamertemperatuur hard zijn, noemen we verzadigde vetten. Deze zijn slecht voor hart en bloedvaten. Beter is het om vloeibare vetten te gebruiken in de vorm van zonnebloemolie of olijfolie.

Groenten en fruit

Groenten en fruit zijn een belangrijke bron van vitamines. Vitamines zijn voor allerlei functies van ons lichaam belangrijk. Ze helpen mee om goed te kunnen zien in het donker, om afweer te hebben tegen infecties en om zenuwen of botten op te bouwen. Daarnaast zijn groenten en fruit bronnen van vezels, die voor een verzadigd gevoel zorgen en onze darmen goed laten functioneren.

Hygiëne

Hygiëne is niet alleen belangrijk bij de dagelijkse lichamelijke zorg, maar zeker ook bij het klaarmaken van voedingsmiddelen. Neem daarom de volgende regels in acht:
– houd alles schoon en droog;
– scheid rauw en bereid voedsel;
– verhit het eten goed (maar let op brandgevaar!);
– koel bederfelijk eten;

- bewaar geen restanten;
- let op de houdbaarheidsdatum.

Veiligheid
Ook de veiligheid kan in het gedrang komen als een cliënt alles eet wat binnen handbereik komt, of dit nu voedingsmiddelen zijn of niet. In huis moeten schoonmaakmiddelen en andere chemicaliën zorgvuldig worden opgeborgen, op een plek waar cliënten niet bij kunnen. De 'gifwijzer' kan helpen de juiste actie te ondernemen. De gifwijzer draagt enkele preventietips aan, zoals:
- berg gevaarlijke stoffen altijd goed op;
- koop verpakkingen met een kindveilige sluiting;
- bewaar gevaarlijke stoffen in de originele verpakking;
- sluit potten en flessen direct na gebruik weer af.

Als cliënten zelfstandig naar buiten gaan, kan dit alles eten een extra probleem zijn. Bladeren kunnen meestal geen kwaad, maar bepaalde soorten paddenstoelen of bessen wel. Ook weggegooide voorwerpen, zoals peuken en doppen, vormen regelmatig een probleem.

Verder lezen?
www.voedingscentrum.nl
www.gifwijzer.nl

4.1.2 VERSLIKKEN

> Jaap (45 jaar) is een man met een matige verstandelijke beperking. Hij heeft epilepsie en is beginnend dementerend. Sinds een jaar verslikt hij zich regelmatig in te heet drinken en in de warme maaltijd. Op een avond staat rundvlees op het menu, maar het vlees is niet zo fijn gesneden. Jaap krijgt een grote brok vlees in zijn keel en kan dat niet meer weg krijgen. Hij begint blauw aan te lopen en een begeleider moet ingrijpen. Hij slaat Jaap op de rug tussen de schouderbladen. Dat biedt geen verlichting. Dan gaat hij achter Jaap staan en slaat hij zijn armen om Jaap heen. Hij maakt van zijn handen een vuist en stoot die in de buik van Jaap. Deze heimlichmanoeuvre heeft hij onlangs op een cursus bedrijfshulpverlening geleerd. Gelukkig hoest Jaap daarop het stuk vlees op en kan hij weer ademen. Iedereen is flink geschrokken.

Bij mensen met een verstandelijke beperking is er een grotere kans op slikproblemen en daarmee op verslikken. De keelspieren kunnen slapper zijn door gebruik van bepaalde medicijnen of door de aard van de handicap. Verder is het mogelijk dat cliënten oneigenlijke zaken (zoals dopjes) in de mond stoppen, waardoor verstikkingsgevaar kan dreigen.

Wanneer iemand zich toch verslikt of ergens in dreigt te stikken, schat dan de situatie zorgvuldig in en roep op tijd deskundige hulp in. Men kan dat doen door de dienstdoende dokter of 112 te bellen, en in ieder geval de volgende acties te ondernemen:

- spoor de cliënt aan te hoesten;
- druk met de bolle kant van een lepel op de tong;
- haal zo mogelijk voedselresten uit de mond;
- breng het bovenlichaam van de cliënt naar voren en sla met de vlakke hand op de rug vanaf het midden naar boven toe;
- voer de heimlichmanoeuvre uit (zie www.oranjekruis.nl).

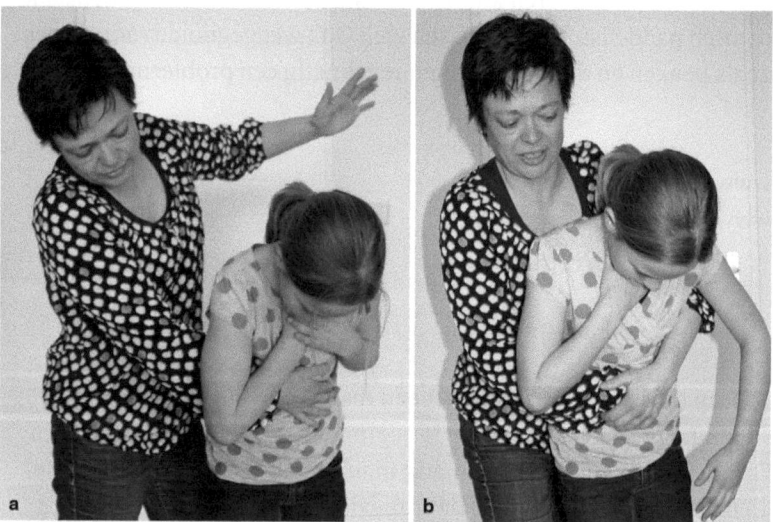

Figuur 4.2 Heimlichmanoeuvre

Tips om verslikken te voorkomen:
- creëer een rustige ontspannen sfeer tijdens de maaltijd;
- zorg voor een goede, rechtopzittende houding;
- voorkom te plakkerig of moeilijk kauwbaar voedsel (pindakaas of vlees);
- buig het hoofd iets voorover, zodat de cliënt makkelijker kan slikken en kan ontspannen, ook hoesten kan zo beter worden opgevangen;

- geef de cliënt de tijd om te kauwen en te slikken;
- laat de cliënt geen eten proppen;
- maak de mond goed leeg na het eten;
- geef de volgende hap pas als de mond leeg is;
- geef geen eten of drinken tijdens een epilepsie-aanval, spasme of lachen.

4.1.3 MAAG-SLOKDARMREFLUX

> Toos (45 jaar) is een vrouw met een zeer ernstige verstandelijke beperking. Ze is doof en blind en ervaart daardoor weinig prikkels. Direct als Toos haar eten heeft gehad, haalt ze haar maaginhoud bewust omhoog. Ze heeft daardoor ernstig ondergewicht. Bijkomend probleem bij Toos is dat ze met haar braaksel gaat smeren. Haar belangrijkste zintuig, haar tastzin, wordt dan voor anderen zeer onaangenaam. Toos wordt daarom iedere dag tweemaal gedoucht en direct daarna krijgt ze een individuele activiteit aangeboden.

Refluxziekte is het teruglopen van maagzuur in de slokdarm. Ongeveer de helft van mensen met een ernstige verstandelijke beperking heeft hier last van. Voor zeer ernstig verstandelijk beperkte mensen ligt dit percentage hoger.

Het slijmvlies van de slokdarm is niet bestand tegen het zuur uit de maag en zal door het zuur gaan ontsteken. Verder kan bloedverlies optreden of kan op latere leeftijd slokdarmkanker ontstaan. Dit is een belangrijke reden om refluxziekte op tijd te herkennen. Dit is niet altijd gemakkelijk. De symptomen kunnen zijn:
- braaksel met bloed;
- veelvuldig braken;
- bloedarmoede;
- rumineren (bewust omhoog halen van de maaginhoud);
- sterke aantasting van het tandglazuur;
- terugkerende luchtweginfecties;
- oprispingen;
- ondergewicht;
- weigeren van voedsel;
- gedragsverandering.

Bij verdenking op refluxziekte kan een arts de diagnose stellen door de zuurgraad in de slokdarm te bepalen. Meestal zal een cliënt dan op voorschrift van de arts maagzuurremmers krijgen, zoals omeprazol. Dit betekent echter niet dat de maaginhoud niet meer terugstroomt. Begeleiders kunnen verschillende acties ondernemen om de reflux te verminderen. De effectiviteit ervan is niet wetenschappelijk bewezen en de effecten zullen dus moeten worden gerapporteerd (De Veer, 2008):

– voedingsgewoonten bekijken en voedingsmiddelen voorkomen die klachten verergeren (denk aan koffie, vet, ui, prei, chocolade, koolzuurhoudende dranken, pepermunt en alcohol);
– meerdere keren per dag in kleinere porties eten;
– rechtop zitten tijdens de maaltijd;
– niet liggen binnen twee uur na de maaltijd;
– het bed met het hoofdeinde omhoog zetten (anti-trendelenburgligging);
– diëtiste inschakelen voor een dieet.

4.1.4 MONDHYGIËNE

> Esther (45 jaar) heeft geen tanden meer. Zij heeft het syndroom van Down en door haar slappe mondspieren en grote tong heeft zij vaak haar mond open en hangt haar tong naar buiten. Regelmatig zit er daardoor een wit beslag op haar mondslijmvlies. Omdat ze nauwelijks kauwt op haar voedsel, krijgt ze gemalen eten. Begeleiders reinigen haar mond niet, omdat ze geen tanden heeft die moeten worden gepoetst.

Mondzorg of mondhygiëne verdient extra aandacht bij mensen met een verstandelijke beperking. Structureel wordt hier vorm aan gegeven door mondverzorging op te nemen in het ondersteuningsplan. Het mondzorgplan wordt opgesteld in overleg met tandarts of mondhygiëniste. Om een volledig beeld te krijgen van de benodigde mondzorg moeten de volgende vragen worden beantwoord:

– heeft de cliënt eigen tanden, een prothese of geen tanden en kiezen?
– heeft de cliënt klachten?
– kan de cliënt goed kauwen?
– kan de cliënt goed slikken?
– kan de cliënt goed spreken?
– is er sprake van een mondgeur?

- heeft de cliënt snel wondjes?
- is er een bijt- of slikreflex aanwezig?
- zijn er vragen of wensen?

Mensen met een verstandelijke beperking hebben een verhoogd risico op cariës en tandplak door de volgende oorzaken:
- slechte vorm van het gebit;
- rumineren (het ophalen van voedsel uit de maag);
- slechte gebitsreiniging;
- gebruik van medicatie, vooral anti-epileptica;
- slechte mondmotoriek;
- weigeren van de mondreiniging.

De mond van cliënten moet tweemaal daags worden gereinigd. Hiermee voorkomt men dat er gaatjes in het gebit komen (cariës) of schimmelinfecties in de mond ontstaan. Hoewel dit soms wordt vergeten, is het ook voor cliënten die geen gebit hebben of sondevoeding gebruiken noodzakelijk dat de mond goed wordt gereinigd. Dit kan eventueel met behulp van Dentaswabs en een tongschraper. Als poetsen niet lukt, kan de mond worden gereinigd met behulp van vochtige gazen die om de vinger worden gewikkeld.

> Zo zou de mond van Esther tweemaal per dag gereinigd moeten worden om het witte beslag te voorkomen. Dit kan wijzen op de aanwezigheid van een schimmelinfectie.

4.2 Bewegingsproblemen en motoriek

4.2.1 SPASTICITEIT, SPASMEN

Bij spasticiteit is er sprake van een verhoogde spanning (tonus) in de spieren van de romp en de ledematen. Het lijkt alleen om de armen en benen te gaan, maar de spanning bouwt zich juist op in de romp en verplaatst zich daarna naar de rest van het lichaam. Door de afwijkende bewegingen van de spieren komen ook verslikken, reflux en obstipatie voor.

Iedereen heeft in zijn spieren een bepaalde basisspanning. Deze basisspanning wordt vanuit de hersenen geregeld. De hersenen voorkomen in principe dat de spanning te hoog wordt door een remmende werking als de spierspanning te hoog wordt. Bij spasticiteit is deze remmende werking helemaal – of voor een deel – weggevallen, waardoor er een te hoge spanning in de spieren ontstaat.

Meestal is de remming weggevallen bij bepaalde spiergroepen, waardoor er duidelijke patronen ontstaan van spiergroepen met tonusverhoging. In de benen is de strekactiviteit vaak het sterkst, in de armen meestal de buigactiviteit.

Bij spasticiteit zie je altijd een verschil tussen links en rechts, waarbij de linker- of de rechterzijde meer (of juist minder) is aangedaan. Deze verschillen hebben weer invloed op de romp en kunnen leiden tot asymmetrie. Door de spasticiteit kunnen spieren ook korter worden, waardoor contracturen (standsafwijking van een gewricht) ontstaan (zie ook paragraaf 4.2.4). Dit kan leiden tot ernstige zijwaartse kromming, waardoor organen in de buik- en/of borstholte in de verdrukking komen.

Langdurig rekken en houdingstherapie worden vaak als behandeling toegepast bij spasticiteit, al dan niet in combinatie met hulpmiddelen zoals spalken en orthopedisch schoeisel.

Een gezond mens vertoont automatische reacties om zichzelf te beschermen, bijvoorbeeld zijn evenwicht te bewaren, of om zich aan te passen, bijvoorbeeld door mee te bewegen bij het aankleden. Bij mensen met spasticiteit ontbreken die reacties. De cliënt voelt stijf aan en het lijkt net of hij tegenwerkt. Dit doet de cliënt niet bewust, het komt door het spasme.

Spiertonus en spasticiteit zijn afhankelijk van de houding en de mate van activiteit. Doordat houdingsadviezen per individu verschillend zijn, is het niet mogelijk de ideale houding te beschrijven voor cliënten met spasticiteit. Bij een cliënt met spasticiteit moet daarom altijd worden gekeken welke houdingen de spasticiteit verergeren en welke haar verminderen.

Fysieke prikkels en mentale stress kunnen de spasticiteit versterken en verergeren. Deze prikkels kunnen zijn: koorts, botbreuken, pijn, wonden, trombose, obstipatie, nierstenen, incontinentie en houding of activiteit. Daarnaast zijn er uitgangspunten die helpen om de spanning te verlagen.

Hieronder zijn vier uitgangspunten uitgewerkt die de ADL soepeler laten verlopen:

Spasmeremmende houding

De rusthouding mag niet pijnlijk zijn en er moet voldoende stabiliteit worden geboden. Daarbij moet naar maximale bewegingsvrijheid worden gestreefd. Om de beweeglijkheid van de ledematen te bevorderen

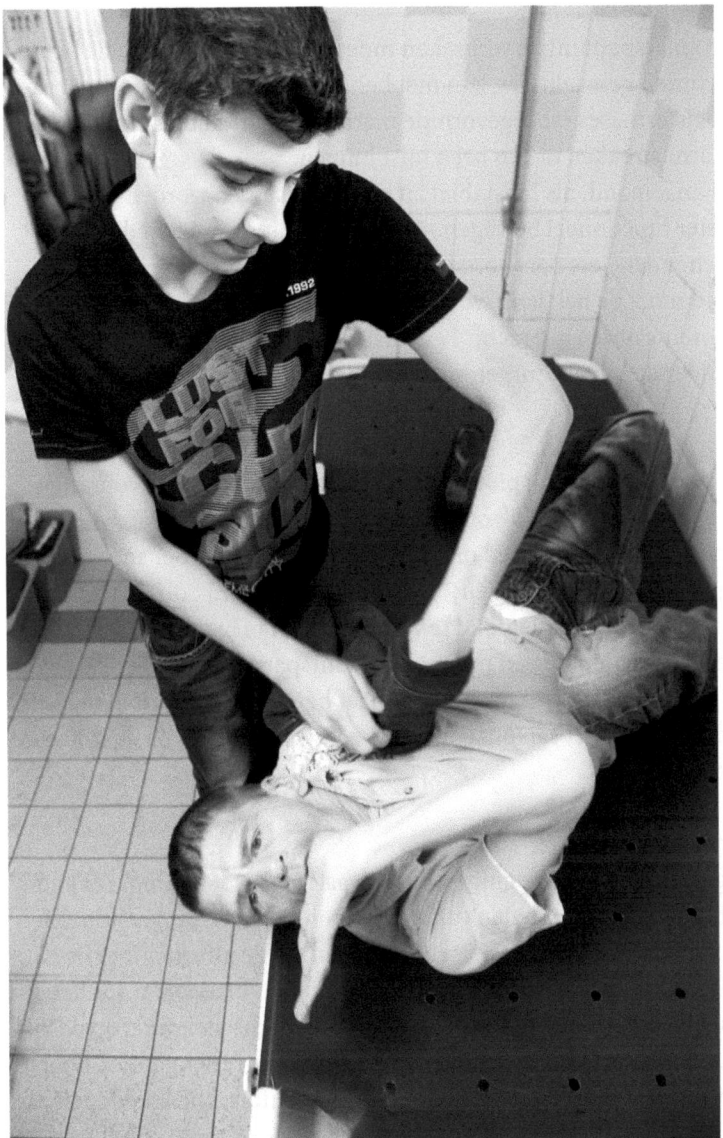

Figuur 4.3 Cliënt met spasmen die aangekleed wordt

worden deze liefst tweemaal per dag 'doorbewogen'. Daarbij worden de natuurlijke bewegingen passief, dus door een ander, uitgevoerd. In de praktijk betekent dit dat bij de ADL rekening moet worden gehouden met de slechtste kant. Kleed die zijde als eerste aan. Hoofd en handen moeten zo veel mogelijk recht vooruit worden gehouden om de symmetrie te benadrukken.

Patronen doorbreken

Om de spierspanning te verbreken moet juist een tegengestelde beweging worden gemaakt. Dit kan met behulp van verschillende materialen, zoals ortheses (voorgevormde matrassen) en zandzakken. Zo kun je een arm strekken of een been juist buigen.

In zit kan iemand, als hij stabiel zit en zijn spasmen worden geremd, veel beter functioneel bewegen. Knieën en heupen moeten dan in 90° zijn, schouders iets naar voren en hoofd niet te ver naar achteren. Liggend moet de nek lang worden gemaakt en moeten de schouders naar voren worden gebracht. Een kussen tussen de benen en een rolletje onder de knieën zorgen voor ontspanning in de benen.

Rustige, langzame bewegingen

Spasmen verergeren bij plotseling en snel bewegen. Het is voor mensen met spasmen moeilijk om het lichaam aan te passen aan veranderingen. Daarom is het goed om deze cliënten rustig te benaderen en rustige bewegingen te maken. Verder is het belangrijk om het juiste moment te kiezen om iemand te verplaatsen of te bewegen. Dit kan het beste gebeuren op een moment van ontspanning. Beweeg de cliënt nooit direct na het vastpakken, maar laat hem even wennen. Benadering van achteren of van opzij lokt een schrikreactie uit, en daarmee een spasme.

Draaiende bewegingen en rompverlenging

Rustige, draaiende bewegingen leiden vaak tot ontspanning. Dit kan door het heen en weer halen van het bekken of het verlengen van de romp aan de zijde waar deze is ingetrokken. Deze informatie is belangrijk voor het ondersteunen van bewegingen, maar ook voor het plaatsen in zit- en lighoudingen. Leg een cliënt die verkort is op de zij, gesteund met een kussen, zodat deze zijde wordt verlengd. Een hoefijzerkussen is een goed hulpmiddel bij het comfortabel neerleggen van een cliënt.

4.2.2 ONWILLEKEURIGE BEWEGINGEN

Cliënten kunnen last hebben van onwillekeurige bewegingen. Die kunnen door verschillende oorzaken ontstaan.
– Spasmen (zie hierboven).
– Epilepsie (zie paragraaf 4.4).
– Tremoren: schudbewegingen van de handen, benen of andere lichaamsdelen. Soms hebben ze een neurologische oorzaak, soms komt het door een overmaat aan koffie of door nervositeit.

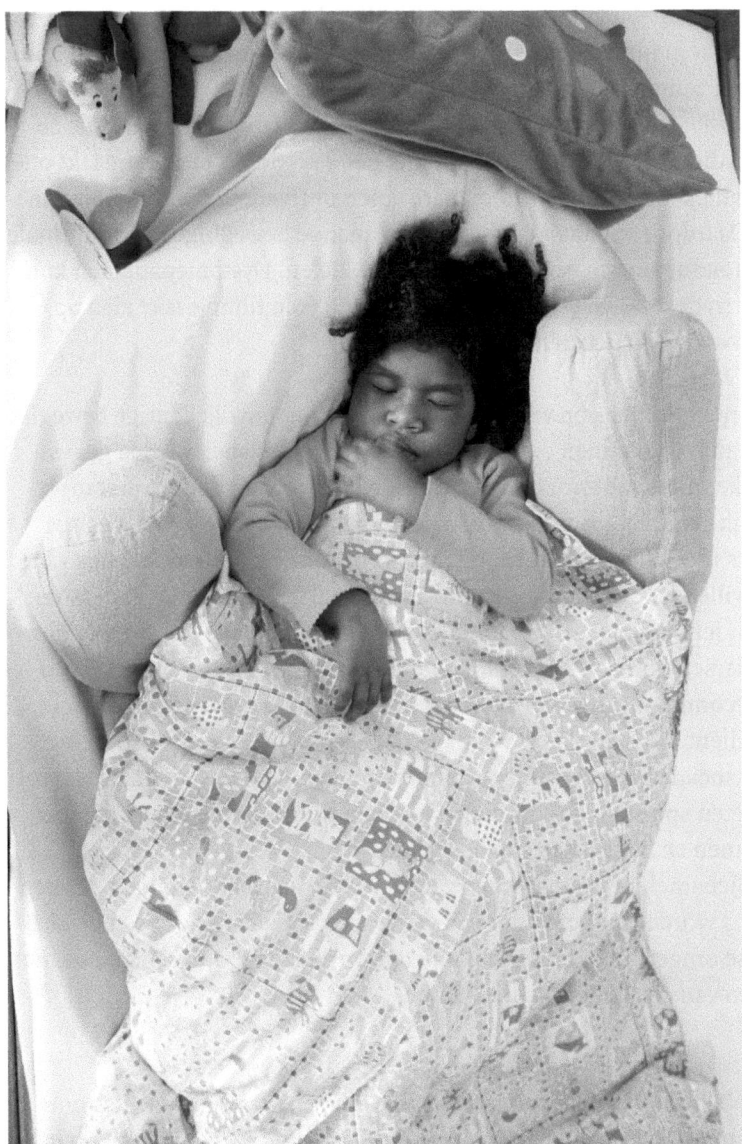

Figuur 4.4 Cliënt in een hoefijzerkussen en verzwaringsdeken van 5 kg om onwillekeurige bewegingen te remmen, zodat ze kan slapen

- Tics: plotselinge, spontane, veelal korte samentrekkingen van spieren in het ooglid, de wenkbrauwen, gezichtsspieren of de armen. Naast motorische tics zijn er ook cliënten die last hebben van vocale tics, dat wil zeggen hoorbare tics, zoals brommen, hoesten of voortdurend schrapen van hun keel.

- *Neurologische ziekten*, zoals multipele sclerose of de ziekte van Parkinson: hierbij worden de spieren niet meer goed aangestuurd door het zenuwstelsel, maar onbewust aangespannen.
- *Dystonie*: een neurologisch verschijnsel waarbij de hersenen de coordinatie van de bewegingen niet goed regelen. Dit veroorzaakt onwillekeurige, oncontroleerbare spiercontracties of verkrampingen. Daardoor ontstaan draaiende, wringende bewegingen of abnormale houdingen van één of meer lichaamsdelen. Dystoniepatiënten kunnen deze bewegingen niet beïnvloeden (een filmpje is te zien op www.dystonievereniging.nl).

Als mensen met een verstandelijke beperking onwillekeurige bewegingen maken, kunnen die door de buitenwereld al snel worden gezien als kenmerkend voor hun beperking. Het oordeel over de verstandelijke vermogens is dan vaak snel gemaakt. De twee hebben echter niets met elkaar te maken. Iemand kan namelijk veel last hebben van onwillekeurige bewegingen, maar mentaal gezond zijn of andersom. Voor iemand met een verstandelijke beperking kan dit gevoelens van onderschatting en miskenning geven. Indien er tevens sprake is van een communicatiestoornis is het moeilijk om hierover te praten met de cliënt. Zo kan een bewegingsstoornis naast de fysieke beperking een sociale beperking met zich meebrengen. De begeleider zal een rol moeten spelen in de communicatie naar de omgeving en het positief steunen en begeleiden van de cliënt.

De lichamelijke ongemakken van onwillekeurige bewegingen kunnen soms worden verlicht door een verzwaringsdeken of door een prikkelarme omgeving. Gezocht zal moeten worden naar oplossingen die het leven van de cliënt veraangenamen.

4.2.3 TE HOGE OF TE LAGE SPIERSPANNING

Een baby kan in volmaakte rust zijn, veilig en geborgen en alles ontspannen. Naarmate de spierspanning toeneemt, kan dit allerlei symptomen geven: spasmen, maag-darmklachten, hoofdpijn, hartkloppingen en slapeloosheid zijn enkele voorbeelden. Omdat mensen met een verstandelijke beperking de wereld om zich heen vaak niet goed begrijpen, bouwen zij angst op. Angst op haar beurt levert weer extra spierspanning op.

Bij mensen met een ernstige meervoudige beperking kan een verschil in spierspanning in de linker- en rechterzijde van het lichaam leiden tot een vergroeiing van de wervelkolom. Dit kan in de wervelkolom leiden tot een scoliose (zijwaartse verkromming van de wervelkolom), een versterkte kyfose (kromming van de wervelkolom naar buiten) of een lordose (kromming van de wervelkolom naar binnen). De vergroeiingen kunnen ernstige gevolgen hebben voor het dagelijks functioneren. Zo kan een cliënt afhankelijk worden van een rolstoel. Indien noodzakelijk of gewenst kan deze helemaal worden aangepast aan de vorm van het lichaam (orthese). Door de vergroeiingen kunnen organen in het gedrang komen of anders komen te liggen. Dit kan op zijn beurt weer leiden tot ademhalingsproblemen (long weggedrukt) of maag-darmproblemen. Om de vergroeiing tegen te gaan moeten hulpmiddelen als orthopedisch schoeisel, korsetten enortheses op maat gemaakt worden. Verder kan fysiotherapie helpen om de spieren en gewrichten soepel te houden.

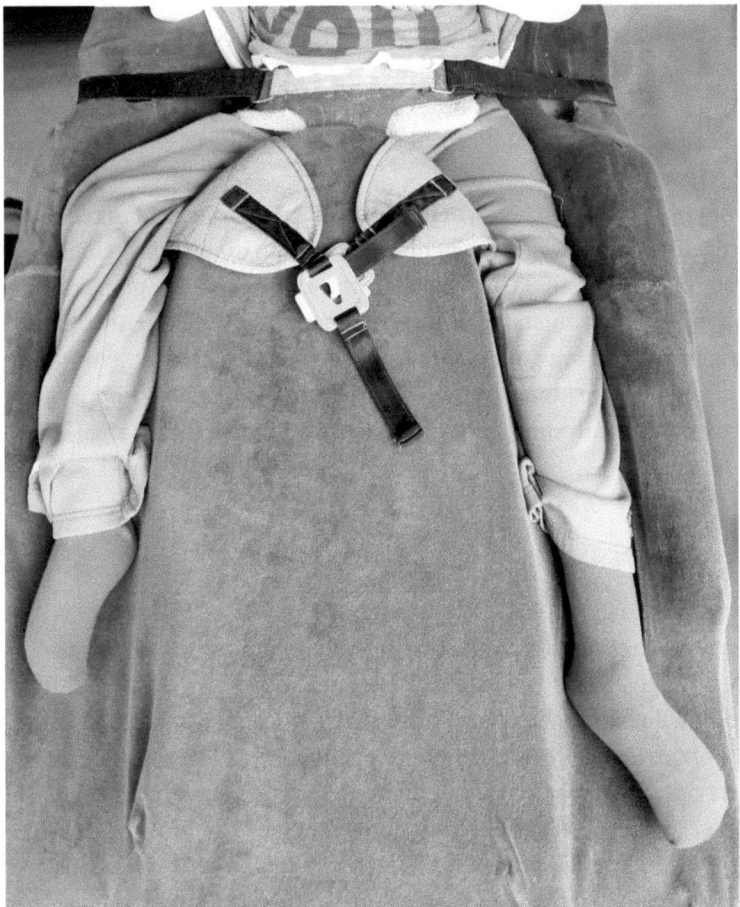

Figuur 4.5 Cliënt in een orthese

Een te lage spierspanning of hypotonie kan worden veroorzaakt door een stoornis in de hersenen. De prikkels worden dan onvoldoende doorgegeven aan de spieren. Ook de zenuwen die de prikkel moeten doorgeven, kunnen beschadigd zijn. En ten slotte kunnen de spieren zelf een defect hebben, waardoor ze te weinig spanning kunnen opbouwen. Hypotonie wordt niet zo makkelijk herkend. Een aantal kenmerken zijn:
- weinig bewegen;
- niet rechtop kunnen zitten of staan;
- slap aanvoelen;
- met de benen naar buiten gedraaid liggen;
- armen slap naast het lichaam;
- te weinig vorderingen in voortbewegen (rollen, kruipen);
- moeilijk praten;
- kwijlen;
- bij een baby: weinig zuigkracht tijdens het drinken aan de borst.

Door hypotonie kunnen gewrichten gemakkelijk ontwricht raken. Voorbeelden hiervan zijn een heup die spontaan uit de kom schiet, of een onderkaak die uit de bovenkaak raakt. Er kunnen ook gemakkelijk luchtweginfecties ontstaan, omdat de ademhalingsspieren onvoldoende kracht hebben om goed door te ademen en op te hoesten. Voorbeelden van hypotonie komen regelmatig tot uiting bij het syndroom van Down en het syndroom van Prader-Willi (zie ook paragraaf 2.2.4)

4.2.4 CONTRACTUREN

> Frits (41 jaar) heeft het syndroom van Down. Door spierslapte is hij al enige tijd aangewezen op een rolstoel om zich voort te bewegen. Hij kan nog wel staan. De stepjes voor zijn voeten heeft hij nooit willen gebruiken en daardoor hebben zijn voeten een spitsstand gekregen (voet naar beneden gebogen). Hij heeft inmiddels orthopedische schoenen die verdere vergroeiing tegengaan. Op een dag krijgt Frits een longontsteking en komt ernstig ziek op bed te liggen. Groepsleidster Yolanda komt op het idee zijn schoenen in bed toch aan te doen om verdere spitsgroei te voorkomen. Na vier weken is Frits weer beter. Hij kan gelukkig nog staan met zijn schoenen aan.

Contracturen ontstaan meestal door inactiviteit: langdurig stilzitten of stilliggen van de cliënt. Aan ieder gewricht trekken een buig- en een strekspier. Door inactiviteit verkorten de spieren, waardoor de buigspier van het gewricht vaak sterker zal worden dan de strekspier. Het gewricht komt dan in een gebogen stand. Hierdoor wint de buigspier nog meer aan kracht. Bij te lange inactiviteit bestaat het risico dat de buigstand van het betreffende gewricht niet meer omkeerbaar is. Contracturen zijn te voorkomen door bij inactiviteit de cliënt iedere dag passief door te bewegen.

4.2.5 VERLAMMINGEN

> Kristel (45 jaar) is al vanaf haar geboorte linkszijdig verlamd. Zij is daardoor gebonden aan een rolstoel. Haar verstandelijke vermogens zijn zodanig dat zij met een elektrische rolstoel zelfstandig haar leven kan inrichten. Zij rijdt zelfstandig iedere dag naar haar werk en iedere vrijdagmiddag gaat ze een biertje drinken in de kroeg. Vaak halen ouders haar op voor een uitje, waarbij haar rolstoel in het busje wordt gereden.

Verlammingsverschijnselen of krachtverlies kunnen het gevolg zijn van een stoornis in het zenuwstelsel. Mogelijk is de aansturing van de spier of de spier zelf beschadigd, waardoor de spier of spiergroep niet meer goed werkt. De gevolgen kunnen divers zijn, afhankelijk van de spier(groep) die beschadigd is. Voorbeelden zijn problemen met lopen, kauwen, urineren of defeceren.
Een volledige verslapping of volledig krachtverlies wordt paralyse genoemd. Bij een gedeeltelijk krachtverlies spreekt men van parese. Is alleen de coördinatie verminderd, dan heet dit een spastische verlamming. Een verlamming kan verschillende oorzaken hebben, zoals een ongeval, een ziekte of een cerebrovasculair accident (CVA), dat wil zeggen hersenbloeding of herseninfarct. In geval van acute verlammingsverschijnselen moet altijd direct hulp ingeroepen worden van een arts.
Bij langdurige verlamming wordt naar zo veel mogelijk aanpassingen gezocht die bij het verstandelijke niveau van de cliënt passen. Zo kan iemand die nog één functioneel been heeft toch nog enigszins mobiel en zelfstandig blijven door te 'steppen' in een rolstoel. Of als de verstandelijke vermogens het toelaten kan iemand als Kristel zelfstandig een elektrische rolstoel bedienen met de niet-aangedane kant. Vaak gaat de niet-aangedane zijde de andere zijde voor een gedeelte

compenseren. Iemand met een linkszijdige verlamming wordt bijvoorbeeld rechtszijdig heel sterk en kan daardoor vanuit zijn rolstoel toch zelfstandig op een gewone stoel en op bed komen. De cliënt moet ondersteund en gemotiveerd worden om zo'n compensatie te ontwikkelen en in stand te houden. Gezocht moet worden naar creatieve mogelijkheden die de cliënt nog kan ontwikkelen en die zijn zelfstandigheid vergroten.

Verder lezen?
www.nvfvg.nl
Veer, A.J.E. de (2008). *Deelrichtlijn Refluxziekte bij mensen met een ernstige verstandelijke beperking.* Utrecht: NIVEL.

4.3 Zintuiglijke problemen

> Max (10 jaar) is doof en blind en daarnaast heeft hij een verstandelijke beperking. Zijn tastzin is daardoor zijn voornaamste zintuig geworden. Hij gebruikt daarvoor het liefst zijn hele huid. Dit betekent dat kleding hem in de weg zit. Als hij in een ruimte komt, betast hij deze het liefst naakt helemaal van boven tot onder.

Meer dan 10% van de mensen met een verstandelijke beperking heeft zicht- en/of gehoorproblemen. Slechtziendheid of blindheid komt bij verstandelijk beperkte mensen tien keer zo vaak voor als bij niet-verstandelijk beperkte mensen. Dit verklaart waarom er gespecialiseerde instellingen zijn die woningen en begeleiding bieden aan mensen met een verstandelijke beperking en visuele en/of hoorproblemen. Ook verstoorde tastzin komt veel voor en kan grote gevolgen hebben voor het functioneren.

De onderstaande zintuiglijke stoornissen worden verder toegelicht omdat ze grote invloed kunnen hebben op het leven van mensen met een verstandelijke beperking:
– slechtziendheid;
– slechthorendheid;
– verstoorde tastzin.

4.3.1 SLECHTZIENDHEID
Verschillende visuele stoornissen kunnen slechtziendheid of blindheid veroorzaken. De beperkingen die ontstaan, zijn afhankelijk van

de stoornis: minder scherp zien, een beperkt gezichtsveld (waardoor vaak problemen met het overzicht ontstaan), beperkt diepte-inzicht, beperkte kleurwaarneming of beperkte licht-donkeraanpassing. Bij mensen met een verstandelijke beperking kunnen verschillende signalen wijzen op een visueel probleem:
- de cliënt kijkt op een opvallende manier, bijvoorbeeld onder een hoek of dichtbij, of heeft slechte focus;
- tekenen van compensatie van de slechtziendheid, zoals zeer scherp gehoor, mensen en voorwerpen betasten of sterk op geur reageren;
- opvallend gedrag zoals passiviteit, struikelen, onzekerheid bij hoogteverschillen of overgang van licht naar donker.

Als een van deze signalen wordt waargenomen, is het belangrijk om zo snel mogelijk een medische diagnose te laten stellen om de cliënt optimaal te kunnen begeleiden. Er zijn verschillende acties mogelijk om de cliënt te ondersteunen bij zijn slechtziendheid:
- benader de cliënt vanuit zijn gezichtveld;
- houd rekening met de aard van de slechtziendheid: heeft iemand bijvoorbeeld staar of een kokerblik of ziet hij alleen licht en donker?
- als een bril geen oplossing is, zoek dan naar andere mogelijkheden, zoals:
  - de omgeving overzichtelijk houden;
  - geen spullen op de grond;
  - goede verlichting;
  - materialen met harde, felle kleuren;
- maak oogcontact en maak veelvuldig verbaal en fysiek contact;
- realiseer je dat non-verbale communicatie niet wordt waargenomen;
- pas de grootte aan van hulpmiddelen zoals een planbord of pictogrammen;
- besef dat televisie de slechtziende cliënt minder te bieden heeft.

4.3.2 SLECHTHORENDHEID

Hoorproblemen zijn vaak moeilijk vast te stellen bij mensen met een ernstige verstandelijke beperking. Zij begrijpen taal vaak niet helemaal. De vraag is dan of zij iets niet begrijpen, niet horen of de informatie niet snel genoeg kunnen verwerken om een reactie te geven. Ook bepaald gedrag, bijvoorbeeld vanuit autisme, kan leiden tot een verminderde reactie. Iemand reageert bijvoorbeeld heel sterk op een bepaald geluid, maar lijkt op taal niet te reageren. De volgende signalen kunnen aanleiding zijn voor verder onderzoek:

- cliënt schrikt als hij van achteren wordt benaderd;
- cliënt maakt harde geluiden of praat hard;
- cliënt reageert beter op visuele prikkels en aanrakingen dan op geluid;
- cliënt is minder geluid gaan maken;
- cliënt slaat op zijn oor.

Bij doofheid of slechthorendheid kan de begeleider hier rekening mee houden op de volgende manieren:
- benader de cliënt altijd van voren;
- praat niet te snel en articuleer goed;
- gebruik zo mogelijk gebarentaal;
- zorg voor één geluid tegelijk;
- ondersteun de cliënt bij gebruik van hulpmiddelen.

4.3.3 VERSTOORDE TASTZIN

De huid is het grootste orgaan en daarmee een belangrijk zintuig. Voorwerpen voelen, andere mensen aanraken en warmte, koude en pijn voelen is essentieel voor mensen. Troost, maar ook seksualiteit en blijdschap, delen mensen door elkaar aan te raken. Een verstoring op dit gebied kan grote gevolgen hebben.

Het waarschuwingssignaal werkt niet meer omdat pijn niet of minder wordt waargenomen. Bij het stellen van een medische diagnose is pijn een belangrijke indicator. Als er geen pijnzin aanwezig is, zal de begeleider dit moeten aangeven aan de arts.

Als de cliënt geen warmte of koude voelt, kan dit levensgevaarlijke situaties geven, in bad of buiten in de kou. Een cliënt zal uit veiligheidsoverwegingen altijd moeten douchen of baden met een thermostaatkraan die geblokkeerd is.

Als mensen elkaar aanraken, gebeurt er iets in de hersenen. De zenuwuiteinden in de huid geven een rustgevend signaal. We voelen ons prettig, rustig en veilig. Juist mensen met een verstandelijke beperking, die angstig kunnen zijn omdat ze dingen niet begrijpen, missen erg veel als hun tastzin niet goed functioneert. Cliënten willen soms niet aangeraakt worden of reageren hier niet op.

Verder lezen?
www.bartimeus.nl
www.nsdsk.nl

4.4 Epilepsie

> Hans (24 jaar) heeft een zeer ernstige verstandelijke beperking. Hij verblijft de hele dag in een stoel die speciaal op maat voor hem is gemaakt omdat hij allerlei vergroeiingen heeft. Hans heeft veel last van zijn epilepsie. Ondanks de medicijnen heeft hij dagelijks aanvallen, die kunnen verschillen van een korte wegraking tot een hevige aanval van enkele minuten met schudkrampen waarbij hij het bewustzijn verliest. Hij heeft dan soms medicatie nodig om uit de aanval te komen en is dan de rest van de dag eigenlijk niet aanspreekbaar.

Epilepsie is een hersenziekte waarbij plotselinge, overmatige en ongeordende elektrische ontladingen in de hersenen plaatsvinden. Er zijn veel verschillende soorten aanvallen, afhankelijk van de plek in de hersenen waar de ontladingen plaatsvinden. Men spreekt pas van epilepsie als er zich minstens twee aanvallen in een jaar hebben voorgedaan. Van de mensen met een verstandelijke beperking heeft bijna een derde epilepsie. Naast een hersenbeschadiging die samengaat met een verstandelijke beperking kan epilepsie ontstaan door hersenletsel als gevolg van bijvoorbeeld:
– bloeding;
– tumor;
– ontsteking;
– zuurstoftekort;
– trauma door ongeluk;
– vergiftiging;
– stofwisselingsstoornis, zoals diabetes mellitus;
– dementie.

Naast een hersenafwijking is er een trigger (uitlokkende factor) die ervoor zorgt dat de hersencellen zich gaan ontladen. Deze triggers kunnen voor ieder persoon met epilepsie weer anders zijn. Veelvoorkomende triggers zijn:
– felle lichtflitsen;
– hyperventileren;
– alcohol;
– oververmoeidheid;
– hormonale wisselingen;
– temperatuurwisseling;

- spanning of ontspanning;
- obstipatie.

Epileptische aanvallen zijn zeer verschillend van aard. Om een behandeling goed in te kunnen zetten, is het voor een neuroloog van belang te weten wat voor soort aanval iemand heeft. Begeleiders moeten de aanvallen daarom zorgvuldig observeren en erover rapporteren. Een volledige verslaglegging gaat in op de volgende vragen:
- hoe was de situatie vlak voor de aanval?
- voelde de cliënt de aanval aankomen, en zo ja, hoe?
- hoe begon de aanval?
- trad er verkramping op, en zo ja, waar?
- waren er schokken of trekkingen, en waar?
- hoe was het bewustzijn?
- hoe was de gelaatskleur?
- was er sprake van speciale handelingen zoals automatismen, praten, smakken?
- hoe was het gedrag van de cliënt?
- hoe was de cliënt na de aanval?
- zijn er medicijnen toegediend, en zo ja, wat en hoeveel en wat was het effect daarvan?
- hoe zou de aanval te classificeren zijn?

4.4.1 SOORTEN AANVALLEN

Om de aanval te kunnen indelen is kennis noodzakelijk van de classificatie van epilepsie-aanvallen. Tabel 4.1 bevat de classificatie en alle verschijnselen die kunnen voorkomen tijdens een epileptische aanval. Het is niet noodzakelijk dat de genoemde verschijnselen altijd en allemaal voorkomen.

In sommige gevallen gaat de aanval niet vanzelf voorbij of volgt de ene aanval de andere op. Dit heet een 'status epilepticus' en de cliënt moet altijd in het ziekenhuis worden behandeld.

4.4.2 ONDERSTEUNING

Ondersteuning van cliënten met epilepsie vindt plaats op twee momenten:
- tijdens een aanval;
- in het dagelijks leven.

Tabel 4.1 Classificatie van epileptische aanvallen

soort epileptische aanval	mate van bewustzijnsverstoring	verschijnselen
partiële aanvallen: aanvallen waarbij de elektrische ontladingen in een klein gedeelte van de hersenen plaatsvinden		
eenvoudig partiële aanval	• geen bewustzijnsverstoring • kan het begin zijn van een uitgebreidere aanval, dan heet het een aura	• plaatselijke schokken of krampen • zintuiglijke ervaringen, zoals dingen horen, voelen of ruiken die er niet zijn • lichamelijke reacties, zoals bleek worden, kippenvel of hartkloppingen • psychische verschijnselen, zoals hallucinaties of plotselinge heftige emoties
complex partiële aanval	• bewustzijn is geheel of gedeeltelijk verstoord	• automatismen: doelloze handelingen zoals friemelen, plukken, rondlopen • verminderd contact met de omgeving • emotionele uitbarstingen
gegeneraliseerde aanvallen: aanvallen waarbij in de gehele hersenen ontladingen plaatsvinden		
absence	• alleen een korte bewustzijnsstoornis	• enkele seconden tot een minuut, met abrupt begin en einde • daarna direct weer helder • soms lichte automatismen
myoklonische aanval	• bewustzijn vaak niet waarneembaar verstoord	• korte symmetrische spierschokken • een tot twee minuten • snel herstel
tonische aanval	• geen bewustzijn	• algehele verstijving van het lichaam • gezicht kan rood worden doordat ademhalingsspieren verstijven • hoofd buigt naar voren • armen heffen zich licht gebogen • enkele seconden tot halve minuut

soort epileptische aanval	mate van bewustzijnsverstoring	verschijnselen
klonische aanval	• geen bewustzijn	• ritmische schokken door het hele lichaam • eindigt in verslapping
tonisch-klonische aanval	• geen bewustzijn • soms een aura (partieel begin) waarbij iemand de aanval voelt aankomen	• tonische fase: hele lichaam verstijft, schreeuw doordat lucht uit de longen door de stembanden wordt geperst, blauwverkleuring, tongbeet • klonische fase: schokken door het hele lichaam, incontinentie, schuim in de mond • verslappingsfase: bleek zien, diepe rochelende ademhaling, verslapping • postictale fase (fase na de aanval): moe, hoofdpijn, slaap, humeurig
atone aanval	• korte bewustzijnsstoornis	• korte acute verslapping van alle spieren of een spiergroep

Ondersteuning bij aanvallen

De hulp die moet worden geboden tijdens een aanval is afhankelijk van de soort aanval. Allereerst is het verstandig om voor iedere cliënt die epilepsie heeft een persoonlijk protocol op te stellen. Hierin komt te staan wat voor soort aanvallen iemand vaak heeft en welke handelingen daarbij moeten worden uitgevoerd. Vaak zal dit helemaal niets zijn, omdat de meeste aanvallen vanzelf binnen enkele minuten stoppen. Blijf kalm en blijf bij de persoon. Zorg voor veiligheid, zodat hij zich niet kan verwonden. Stel hem na de aanval gerust.

Een eenvoudig partiële aanval kan nogal confronterend zijn, doordat het bewustzijn van de cliënt normaal is. Bemoei je niet te veel met de aanval, stel de cliënt zo nodig gerust.

Bij een complex partiële aanval weet de cliënt niet goed wat er gebeurt door het verlaagde bewustzijn. Hij kan daardoor vreemd reageren. Iemand kan tijdens een complex partiële aanval ook gaan rondlopen en automatische handelingen uitvoeren. De volgende handelingen kunnen in die situatie helpen:

- probeer de cliënt met zachte hand van gevaar af te wenden;
- spreek met een rustige stem;
- pak de cliënt niet beet en doe geen onverwachte dingen, dit kan verkeerd begrepen worden en tot agressie leiden;
- houd zaken waaraan de cliënt zich kan bezeren buiten bereik.

Absences zijn vaak zo kort dat ze al weer voorbij zijn voordat iemand ze door heeft. Goede observatie en registratie is dan vaak het enige dat kan worden gedaan.

Bij een *myoklonische schok* kan de cliënt vallen of zich bezeren. Probeer (verder) letsel te voorkomen door ledematen te beschermen met bijvoorbeeld een kussen. Soms kan een verzwaringsdeken helpen om de schokken tegen te gaan.

Houd bij een *tonische aanval* de ademhaling in de gaten en leg de cliënt in stabiele zijligging. Zie voor een volledige instructie en een filmpje www.oranjekruis.nl.

Bij een *klonische aanval* kan de cliënt zich bezeren door de schokken. Maak ruimte om de cliënt vrij te kunnen laten bewegen. Houd de schokken niet tegen door vasthouden of klemmen. Dit kan spierblessures geven. Probeer de cliënt tegen letsel te beschermen.

Een *tonisch-klonische aanval* is vaak het ernstigst om te zien. De duur en ernst van de aanvallen kan erg verschillen. Adviezen bij zo'n aanval zijn:
- stop niets tussen de tanden;
- bescherm het hoofd met handen of een kledingstuk;
- neem de tijdsduur op van de aanval;
- controleer in de gegevens wanneer en wat voor medicatie moet worden toegediend;
- haal gevaarlijke voorwerpen in de directe omgeving weg;
- maak strakke kleding los;
- geef niets oraal (via de mond);
- leg de cliënt in stabiele zijligging als deze na de aanval verslapt.

Bij een *atone aanval* zal iemand snel verslappen en daardoor veel risico lopen te vallen. Door de slapte heeft dit meestal geen ernstig letsel tot gevolg. Geef waar nodig eerste hulp en blijf bij de persoon tot die weer helemaal bij is.

> **Stabiele zijligging**
> - Kniel neer aan de zijde van het slachtoffer waar de meeste ruimte is.
> - Leg de arm van het slachtoffer aan deze zijde haaks op het lichaam.
> - Pak de hand aan de andere zijde van het slachtoffer, leg deze met de rug van de hand tegen de wang en houd hem vast.
> - Til de knie die het verst van je af ligt zo hoog mogelijk op met de voet op de grond en trek hem naar je toe.
> - Het slachtoffer zal draaien.
> - Begeleid het hoofd zodat het op de hand van het slachtoffer komt te liggen, iets achterover gebogen.

Het afbreken van een aanval door medicijnen toe te dienen noemt men 'couperen'. Hoe sneller de aanval wordt gecoupeerd, hoe groter de kans op succes. Daarom krijgen cliënten van wie bekend is dat ze regelmatig niet zelf uit de aanval komen al na vijf minuten een middel om de aanval te stoppen. Veelgebruikte middelen hiervoor zijn diazepam, clonazepam en midazolam.

- *Diazepam* (Valium®, Stesolid®) is een spierontspanner die rectaal moet worden ingebracht waarna de rectiole wordt leeggeknepen. Let op dat de rectiole bij het terughalen ingeknepen blijft, zodat de vloeistof niet wordt teruggezogen.
- *Clonazepam* (Rivotril®) is een spierontspanner die in de anus of in de wangzak wordt aangebracht. In de wangzak moet het middel zo goed mogelijk worden verspreid, zodat de opname door het slijmvlies optimaal is. Trek hiervoor een handschoen aan waarvan de wijsvinger iets wordt ingetrokken. In het kuiltje dat dan ontstaat, kan het medicijn gedruppeld worden. Daarna kan het met de vinger in de wangzak uitgesmeerd worden.
- *Midazolam* (Dormicum®) is een sterk slaapmiddel en spierontspanner die als neusspray op het neusslijmvlies wordt gespoten. De spray is vrij prijzig en beperkt houdbaar. Voor iedere toediening moet de verstuiver op druk worden gebracht door éénmaal in de lucht te sprayen. Let daarbij op dat dit niet in de buurt van het gezicht van een ander gebeurt, omdat het middel bij inademing makkelijk door het slijmvlies kan worden opgenomen.

Welke medicatie men gebruikt, hangt af van verschillende factoren. Welk middel werkt het best bij deze cliënt? Zit de cliënt in een rolstoel, waardoor rectaal toedienen lastig is, of wil hij dit rectaal toedienen niet meer? Alle overwegingen moeten met de behandelend neuroloog worden besproken.

Ondersteuning in het dagelijks leven

De gangbare manier om epilepsie-aanvallen te voorkomen is met de zogeheten anti-epileptica. Deze medicijnen moeten op vaste tijden worden ingenomen om optimaal effect te hebben. De meeste mensen met een verstandelijke beperking hebben daarbij ondersteuning nodig. Anti-epileptica worden tegenwoordig vaak geleverd in een retardtablet. Dit is een tablet die het medicijn gelijkmatig afgeeft over een periode van twaalf uur. Dat heegft als voordeel dat de bloedspiegel (de hoeveelheid medicijn in het bloed) constant blijft. Het effect van de medicijnen zal vooral worden gemeten door observaties die begeleiders doen.

Naast medicijnen zijn er nog andere behandelmogelijkheden. Men kan de cliënt opereren en de afwijking uit de hersenen verwijderen. Voor mensen die niet goed op medicijnen reageren, kan stimulatie van de nervus vagus aanvallen soms voorkomen. De nervus vagus is een hersenzenuw die invloed uitoefent op veel plaatsen in ons lichaam. Hij stimuleert onder andere de spijsvertering en heeft een vertragende werking op het hart. Om de nervus vagus te prikkelen wordt een apparaatje onder het sleutelbeen aangebracht.

Welke behandeling men ook kiest, leven met epilepsie vergt discipline en aanpassing. Het is belangrijk om niet overbezorgd te zijn en medelijden te hebben. Dit kan tot verstoringen in het gedrag of de ontwikkeling leiden en kan de cliënt onnodig afhankelijk, angstig of agressief maken. Het is belangrijk te blijven kijken naar de mogelijkheden die iemand heeft. Er moet vaak een afweging worden gemaakt tussen het hebben van een zo normaal mogelijk leven en de risico's van de epileptische aanvallen. Als een cliënt erg graag wil zwemmen, kan dit met hulpmiddelen zo veilig mogelijk worden gemaakt, maar het blijft een risico. Samen met de arts, familie en de cliënt zelf moet een afweging worden gemaakt welke risico's acceptabel zijn.

Om veiligheid in te bouwen kunnen wel preventieve maatregelen genomen worden. Hierbij kan worden gedacht aan hulpmiddelen zoals:
– doorademkussens;
– helmen;
– bedhekkussens;
– hoekbeschermers op meubels;
– een bed laag bij de grond of een tweepersoonsbed;
– alarmeringssystemen;

- thermostaatkraan met begrenzing;
- liever onder de douche dan in bad;
- vloerbedekking;
- weinig glas in het interieur;
- identificatiemiddel met medische informatie;
- kunststof brillen en glazen.

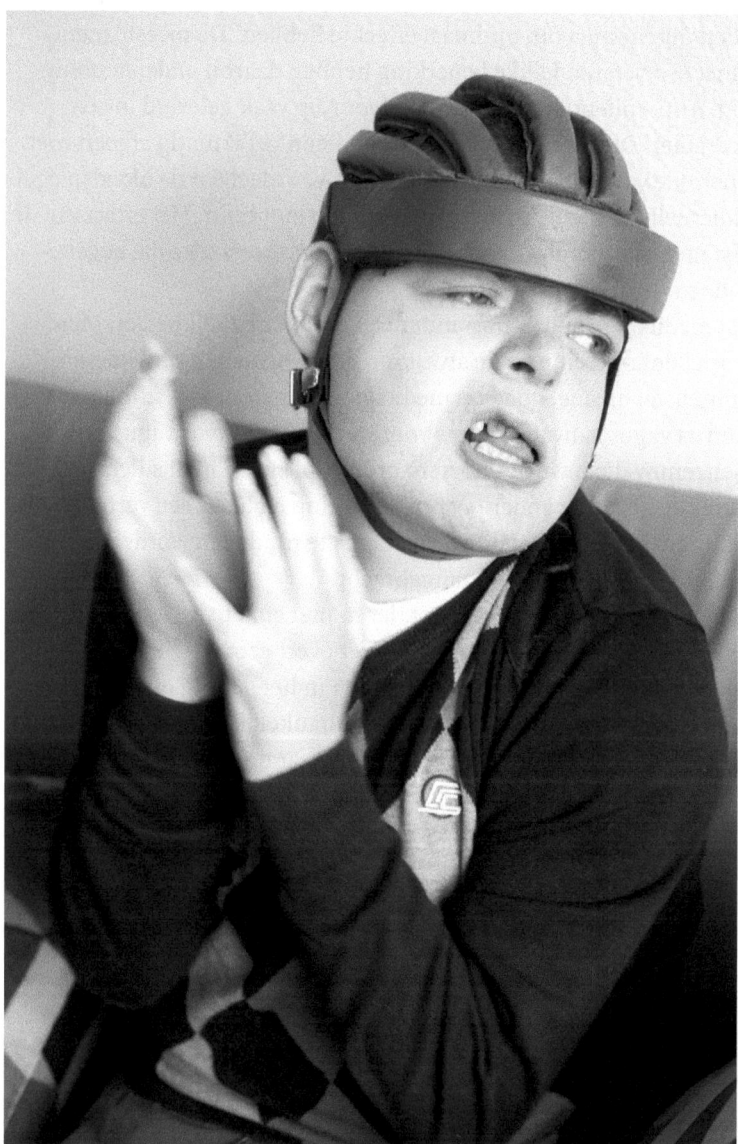

Figuur 4.6 Cliënt met een helm om het hoofd te beschermen bij epilepsie

Als cliënten samenwonen op plekken waar niet altijd begeleiding aanwezig is, dan is het belangrijk om de medebewoners op de hoogte te stellen van de epilepsie. Zij zullen moeten weten hoe te handelen. Hierbij kunnen begeleiders en familie ondersteuning geven. Als cliënten intiem samenleven, is het goed om te weten dat anti-epileptica de behoefte aan seks kunnen verminderen. Verder is het goed om te weten dat epileptische aanvallen zelden optreden tijdens seks, maar daarna als iemand ontspannen is. Bespreek het gebruik van de anticonceptiepil, omdat deze onbetrouwbaar wordt door de anti-epileptica.

Verder lezen?
Jansen, H., Klahn, R.J. & Veendrick, M. (2007). *Verstandelijk beperkt en epilepsie*. Houten: Nationaal Epilepsie Fonds.
www.epilepsie.nl
www.oranjekruis.nl

4.5 Obstipatie

> Pim (40 jaar) heeft ernstige meervoudige beperkingen. Vroeger kon hij nog lopen met een looprek, waardoor hij beweging had. Hij heeft altijd last van obstipatie gehad, zat vaak een half uur op het toilet en moest al snel geholpen worden met magnesiumtabletten en een zetpil. Pim is niet zo'n drinker, na een halve beker duwt hij deze meestal weg.
> Na een status epilepticus, waarin hij erg veel anti-epileptica kreeg toegediend, kwamen zijn darmen niet meer op gang. Sindsdien moeten zijn darmen iedere dag worden gespoeld om de ontlasting er uit te krijgen. Dit is een zeer belastende behandeling. Pas als zijn conditie goed genoeg is, kan Pim geopereerd worden en een stoma krijgen.

Onverteerd voedsel wordt uitgescheiden als ontlasting (feces). Het niet of onvoldoende kwijt kunnen van de ontlasting kan voor een cliënt een belastende gebeurtenis zijn. Dit wordt wel obstipatie of verstopping genoemd.
Een normaal ontlastingspatroon varieert van driemaal per dag tot twee- à driemaal per week. We spreken van obstipatie als iemand te harde, vaste ontlasting of een weinig frequente defecatie heeft. Voor cliënten met een verstandelijke beperking is het vaak een chronische klacht. Veel cliënten met een IQ lager dan 50 hebben er last van. Be-

langrijk is in dat geval om met de arts een laxeerbeleid te maken waardoor de cliënt regelmatig kan defeceren. In het laxeerbeleid worden afspraken gemaakt over medicatie en over natuurlijke middelen.
Mensen met een verstandelijke beperking kunnen vaak moeilijk aangeven of ze last hebben van obstipatie. Klachten moeten dan worden opgemerkt door de begeleiders.
Klachten die kunnen duiden op obstipatie zijn:
- een vol en drukkend gevoel;
- pijn in de buikstreek;
- darmkrampen;
- hoofdpijn;
- winderigheid;
- gebrek aan eetlust;
- gespannen, harde buik;
- harde, droge ontlasting;
- pijn bij het defeceren;
- gedragsproblemen zoals automutilatie (zelfverwondend gedrag) of agressiviteit;
- kleine beetjes dunne ontlasting (overloopdiarree);
- gasophoping in het maag-darmkanaal.

4.5.1 OORZAKEN VAN OBSTIPATIE

Obstipatie kan verschillende oorzaken hebben.
- *Medicijnen,* zoals kalmeringsmiddelen en anti-epileptica, die de darmprikkeling remmen.
- *Spanningen of stress,* waardoor de peristaltiek van de darm versterkt is en de ontlasting wordt afgeknepen. Vaak is er dan afwisselend diarree en obstipatie. In sommige gevallen kan een ziekte, zoals prikkelbaredarmsyndroom, de peristaltiek vertragen of versnellen.
- *Weinig beweging,* waardoor de peristaltiek onvoldoende op gang komt. Door bewegingsbeperkingen en goede vervoersmogelijkheden met bus of taxi komen cliënten vaak weinig in beweging. Minimaal een half uur per dag bewegen is dan het advies.
- *Geringe vochtopname,* doordat cliënten zelf geen inschatting kunnen maken van het belang van drinken. Ze zijn afhankelijk van anderen en komen dan vaak maar aan één of anderhalve liter vocht, terwijl het advies twee liter is. Probeer door creatieve oplossingen cliënten dagelijks meer vocht te laten innemen. Dit is te stimuleren door altijd twee kannen water bij het eten leeg te schenken, twee rondjes koffie te geven en het drinken in grote mokken te geven.

- *Voeding die arm is aan voedingsvezel.* Wittebrood en erg gaar gekookt eten bevatten weinig voedingsvezels. Hierin kan bereiding van verse producten helpen.
- *Omgevingsinvloeden* die het signaal voor ontlasting sterk onderdrukken. Heeft een cliënt wel voldoende privacy of kan hij de ontlasting wel kwijt in een rolstoel?
- *Afwijkingen aan het spijsverteringskanaal.* Dit gebeurt vaak bij cliënten die naast de verstandelijke beperking ook lichamelijke afwijkingen hebben (zoals vernauwing) die gevolgen kunnen hebben voor het ontlastingspatroon.
- *Stofwisselingsstoornissen*, zoals een traag werkende schildklier of obesitas.
- *Neurologische afwijkingen*, waardoor er te weinig spieractiviteit van de darm kan zijn.

4.5.2 BEHANDELING

Het verhaal van Pim maakt duidelijk dat obstipatie een probleem is dat steeds erger kan worden. Continue aandacht voor natuurlijke manieren om obstipatie te voorkomen is daarom belangrijk. De volgende acties kunnen daarbij helpen:
- voldoende vezels eten uit groente en fruit, voedingsmiddelen met een extra laxerend effect zijn yoghurt, karnemelk, vruchtensap, ontbijtkoek, stroop en pruimen;
- genoeg vocht innemen (minimaal twee liter per dag);
- een half uur per dag bewegen, voor passieve cliënten kan doorbewegen of buikmassage een alternatief zijn;
- lauw water op de nuchtere maag drinken.

Deze acties kunnen door de zorgverlener zelf worden gedaan. Is er sprake van obstipatie, schakel dan op tijd een arts in. In overleg kan worden besloten tot het toedienen van laxerende geneesmiddelen. Eerst zullen hiervoor orale middelen worden gebruikt, zoals lactulose, sennosiden/dexpanthenol, bisacodyl, magnesium of macrogol. Heeft dit onvoldoende effect, dan moet de medicatie rectaal worden toegediend als zetpil (suppositorium) of klysma.
Bij cliënten zoals Pim, bij wie de ontlasting niet meer langs natuurlijke weg kan worden uitgescheiden, kan die met de hand worden verwijderd of kan de darm worden gespoeld. Let er hierbij op dat het toedienen van geneesmiddelen of het uitvoeren van andere handelingen risicovol is en bekwaamheid vereist (wet BIG). Daarnaast moet men geen middelen kiezen die niet geschikt zijn voor de betreffende cliënt. Zo

zal iemand met een groot schaamtegevoel pas in uiterste nood rectaal medicijnen toegediend willen krijgen.

Verder lezen?
www.obstipatie.nl

4.6 Diabetes mellitus

> Maarten (55 jaar) heeft een matige verstandelijke beperking. Hij woont in een huis op een groot instellingsterrein met nog negen anderen. Maarten houdt van lekker eten en is daarin moeilijk te sturen. Hij heeft overgewicht: hij is 1,75 m lang en weegt 95 kg. Maarten werkt vijf dagen in de week op het activiteitencentrum op het terrein waar hij inpakwerk doet. Hij is sinds een aantal weken snel geïrriteerd en krijgt zijn werk vaak niet af. Hij slaapt slecht omdat hij vaak naar het toilet gaat. De groepsleiding denkt eerst dat dit gedrag dwangmatig is, maar gaat toch naar de huisarts om een medische oorzaak uit te sluiten. Daar blijkt dat Maarten diabetes type 2 heeft.

In de VGZ komen begeleiders regelmatig cliënten tegen die diabetes mellitus hebben. Om goed te kunnen omgaan met deze chronische ziekte moet de begeleider observeren welke symptomen de cliënt heeft. Het is belangrijk om de cliënt en zijn gedragingen goed te kennen. Symptomen bij hypo- en hyperglykemie (een te laag of te hoog bloedsuikergehalte) kunnen bij diabetespatiënten met een verstandelijke beperking afwijken van de symptomen bij 'reguliere' diabetespatiënten.

4.6.1 OORZAKEN

Van de oudere verstandelijk gehandicapten is een groot percentage te dik en beweegt te weinig. Dit vergroot het risico op diabetes mellitus. Langdurig medicijngebruik is een belangrijke oorzaak van obesitas. Bij Maarten zijn deze beide oorzaken duidelijk herkenbaar: hij komt het terrein niet af en gebruikt anti-epileptica. Dit alles kan leiden tot een verminderde productie van en/of een verminderde gevoeligheid voor insuline.

4.6.2 ZELFREGULATIE

Het ziekte-inzicht van de cliënt met een verstandelijke beperking is beperkt. Daardoor zijn de motivatie en de therapietrouw vaak onvoldoende. Als je oorzaak en gevolg niet kunt koppelen, is het bijvoorbeeld moeilijk om een kroket te laten staan en juist vaker te gaan lopen of te fietsen. Heb je dan ook nog een lichamelijke beperking waardoor je moeilijker kunt bewegen, dan is het evenwicht tussen eten en bewegen al snel verstoord. Voor het ondersteuningsplan van Maarten zal dit betekenen dat dagelijks bewegen een onderdeel moet worden van zijn activiteiten. Door te bewegen en af te vallen zal de gevoeligheid van zijn cellen voor insuline weer toenemen, en blijven de gevolgen van zijn diabetes mellitus tot een minimum beperkt. Daarnaast zal gekeken moeten worden hoe Maarten toch gestimuleerd kan worden in een gezonde en evenwichtige voeding. Zoek naar voedingsmiddelen die weinig koolhydraten en vetten bevatten en die iemand toch lekker vindt. Afleiding zoeken in lichamelijke activiteit vermindert vaak de behoefte aan tussendoortjes.

De behandeling van diabetes mellitus is ingewikkeld, zeker als er insuline gespoten wordt. Soms kan iemand nog geholpen zijn met bloedsuikerverlagende tabletten. Deze maken de cellen gevoeliger voor insuline en verminderen de opname van glucose uit de darm (metformine) of stimuleren de aanmaak van insuline (tolbutamine). Gevoelens van hypo- en hyperglykemieën herkennen is voor veel mensen met diabetes in het begin lastig. Mensen met een verstandelijke beperking kunnen hypo's en hypers zelf vaak onvoldoende waarnemen of kenbaar maken aan hun begeleiders. Begeleiders zullen dus specifieke symptomen in een vroeg stadium moeten kunnen herkennen, zodat ze op tijd de bloedsuikerspiegel kunnen herstellen met medicijnen of voeding. Een persoonlijk protocol dat aangeeft wat te doen bij welke bloedsuikerwaarden is daarbij noodzakelijk.

Stress werkt sterk bloedsuikerverhogend. Dit geldt niet alleen voor psychische stress, maar ook voor lichamelijke stress, bijvoorbeeld bij koorts. Voor veel cliënten is het moeilijk om die stress zelf te reguleren. Ze hebben weinig vat op de oorzaak en kunnen slecht gericht handelen om de stress te ontladen. De afhankelijkheid van anderen in hun leven is een beperkende factor in het omgaan met stress. Voor Maarten betekent dit dat hij ondersteuning moet krijgen in zijn werk. Het voorkomt dat hij nog meer stress krijgt doordat hij zijn werk niet afkrijgt.

4.6.3 EXTRA ZORG

Diabetes mellitus kan op de lange termijn tot complicaties leiden zoals hart- en vaatziekten, slechtziendheid, nierschade en wonden aan voeten of benen. Die complicaties kunnen veelal voorkomen worden door de bloedsuikerwaarde constant te houden. Daarnaast moet extra aandacht besteed worden aan de voetverzorging. Was en droog de voeten iedere dag zorgvuldig en doe tevens een controle van de voeten op plekjes. Gebruik iedere dag schone sokken en wissel schoenen dagelijks. Laat de schoenen op een droge plaats luchten. De teennagels dienen door een pedicure met speciale aantekening verzorgd te worden. Maak regelmatig een dagcurve van de bloedsuikerwaarden in overleg met de huisarts. Laat ieder jaar een oogcontrole doen bij de oogarts en door de huisarts een bloeddrukcontrole. De werking van de nieren en het cholesterol kan door bloedonderzoek worden gecontroleerd. Diabetes mellitus geeft ook een verhoogde kans op depressie en dementie. Om deze problemen op tijd te signaleren, kunnen observatieschalen worden gebruikt.

Verder lezen?
www.diabetesfonds.nl

4.7 Wonden

> Cor (54 jaar) heeft de ziekte van Parkinson en loopt de laatste tijd zó slecht dat voor hem een rollator is aangeschaft. Hij heeft een matige verstandelijke beperking en de fysiotherapeut heeft hem het lopen met de rollator voorgedaan. Gisteren is hij met zijn rollator buiten gevallen, omdat hij een te steile stoeprand afreed. Zijn elleboog is opengehaald en moet dagelijks worden verbonden.

Met 'wond' wordt in deze paragraaf een defect of beschadiging van de huid bedoeld. Inwendige verwondingen worden hier verder niet behandeld. Wonden kunnen ontstaan door de volgende oorzaken:
– stoten of vallen;
– verbranding;
– een medische behandeling, zoals een operatie;
– een onderliggende stoornis, zoals immobiliteit, diabetes mellitus of vaatproblematiek.

4.7.1 STOTEN OF VALLEN

Doordat mensen met een verstandelijke beperking vaak ook motorische beperkingen hebben, is het risico op struikelen groter, zoals tijdens het lopen of tijdens transfers van bed naar stoel. Vallen met letsel komt veel voor door epileptische aanvallen. Hulpmiddelen zoals heupbroekjes, helmen en beschermende kussens kunnen de schade beperken.

Algemene maatregelen om het risico op vallen te verkleinen:
- zorgen dat risicofactoren voor vallen bij begeleiders bekend zijn en dat informatiemateriaal beschikbaar is;
- risico's bij de cliënt inventariseren, zowel diens fysieke toestand als in de omgeving;
- voorlichting geven aan de cliënt over risico's en hulpmiddelen;
- registreren van (bijna) valincidenten;
- schoeisel kritisch bekijken;
- medicijngebruik evalueren;
- trainen van evenwicht en spierkracht;
- goede instructie over loophulpmiddelen en goed onderhoud;
- alarmsysteem overwegen;
- woningaanpassingen;
- visuele problemen controleren en verbeteren;
- vanuit een multidisciplinaire aanpak de ergotherapeut om hulpmiddelen en/of aanpassingen vragen.

4.7.2 VERBRANDING

Verbranding zal in de meeste gevallen bij mensen met een verstandelijke beperking ontstaan door warme vloeistoffen. Cliënten kunnen de risico's niet goed inschatten en voelen soms de warmte niet, of ervaren die niet als alarmsignaal. Zo kan het gebeuren dat iemand in een te heet bad blijft zitten of hete koffie of thee over zich heen krijgt en dit niet meldt.

In eerste instantie moet de huid altijd gedurende vijftien minuten onder zacht stromend, koel water worden gekoeld. Haal vastzittende kledingstukken niet van de huid af. Schakel vervolgens zo snel mogelijk deskundige hulp in.

Omdat de functie van de huid als bescherming volledig of gedeeltelijk wegvalt door de verbranding, is er een grotere kans op infectie. Brandwonden moeten daarom altijd steriel worden verbonden. Om de groei van bacteriën te remmen, kan een deskundige zilverzalf en/of -verband aanbrengen nadat de graad van de verbranding is beoordeeld.

4.7.3 MEDISCHE INGREPEN

Medische ingrepen, zoals bestralingen of operaties, kunnen leiden tot wonden. Een operatiewond die gesloten is en niet geïnfecteerd is, kan droog verbonden worden. Vervang het verband niet onnodig en werk steriel om infectie te voorkomen. Indien de wond toch geïnfecteerd raakt, schakel dan medische hulp in en verzorg de wond volgens voorschrift.

4.7.4 ONDERLIGGENDE STOORNIS

Wonden door een onderliggende stoornis zijn vaak een stuk moeilijker te behandelen, omdat de oorzaak vanuit het lichaam zelf komt. De meest voorkomende wonden bij immobiliteit, diabetes mellitus of vaatproblematiek zijn ulcus en decubitus.

Ulcus

Een ulcus is een zweer die weinig tot geen neiging tot genezing vertoont. Hij kan worden veroorzaakt door infectie van wonden of door een belemmerde bloedsomloop. Een ulcus komt vaak voor aan de benen (ulcus cruris). Behalve de behandeling van de ulcus zelf helpt het om de benen hoog te leggen en te zwachtelen met compressie, of de cliënt steunkousen te laten aanmeten.

Ook door automutilatie kunnen ulcera (meer dan één ulcus) ontstaan, doordat mensen zich snijden en/of wondjes steeds weer openkrabben. De behandeling hiervan is moeilijk omdat het dwangmatig gedrag betreft dat zichzelf in stand houdt.

Decubitus

Decubituswonden ontstaan door druk- en/of schuifkrachten. Hierdoor raken de bloedvaten in de huid beschadigd of afgekneld. Het gevolg is dat het weefsel uiteindelijk afsterft. Decubitus ontwikkelt zich in vier stadia:
– in stadium 1 is er niet-wegdrukbare roodheid bij een intacte huid;
– in stadium 2 is er verlies van een deel van de huidlaag of een blaar;
– in stadium 3 is er verlies van een volledige huidlaag, botten en spieren zijn intact en niet-zichtbaar;
– in stadium 4 is er verlies van een volledige weefsellaag, spieren of bot zijn zichtbaar.

Decubitus is dus slechts op te lossen of te voorkomen door de opheffing van de druk- en schuifkrachten. Dit moet in combinatie gaan met een goede wondbehandeling. Decubituswonden hebben intensieve zorg en een lange tijd nodig om te genezen.

Voor begeleiders ligt de aandacht in eerste instantie op het voorkomen van decubitus. Het effectiefst is het bijhouden van risicoscorelijsten. Hierdoor wordt het direct duidelijk als een cliënt een verhoogd risico heeft op decubitus, bijvoorbeeld als zijn voedingstoestand minder goed is, of als er een verandering optreedt in mobiliteit of continentie.

Bij immobiliteit is het belangrijk om decubitus te voorkomen door de volgende activiteiten in acht te nemen:
- wisselligging met zijligging van 30° eens per drie uur;
- zittende houding rechtop, met overal optimale ondersteuning;
- schuif de cliënt niet, maar til hem;
- voorkom plooien in de ondergrond;
- gebruik van hulpmiddelen als hielkussens, gelkussens, antidecubitusmatrassen en dergelijke.

Verder lezen?
www.wondverpleegkundigen.nl

Psychische en gedragsproblemen 5

De complexiteit van het begeleiden van mensen met een verstandelijke beperking wordt veroorzaakt door de verscheidenheid aan problemen die zich voordoen. Veel cliënten hebben naast hun cognitieve en lichamelijke beperking ook psychische problemen. Deze kunnen zich uiten in gedrag dat moeilijk verklaarbaar en hanteerbaar is.

De seksualiteit van cliënten en hun welbevinden daarin heeft zijn weerslag op het psychisch functioneren. Seksuele handelingen kunnen zowel oorzaak als gevolg zijn van psychische problemen.

Mensen met een verstandelijke beperking worden steeds ouder. Deze vergrijzing heeft gevolgen voor de aard van de ondersteuning. Klachten en ziekten bij ouderen met een verstandelijke beperking hebben vaak gevolgen voor het gedrag. Ook het omgaan met sterven en rouw vraagt deskundigheid en betrokkenheid van begeleiders.

5.1 Psychische problemen

Psychische problemen komen door de verminderde verstandelijke vermogens van de cliënten veel voor in de VGZ. Vaak veroorzaken psychische problemen gedragsproblemen. Daarom liggen psychische en gedragsproblemen zeer dicht tegen elkaar aan.

De manier van behandelen en omgaan met psychische problemen kan verschillen van de reguliere behandeling. Cliënten hebben minder inzicht in hun problemen of hebben niet de vaardigheden om hiermee om te gaan. Psychische problemen worden meestal opgemerkt doordat het gedrag van de cliënt problemen geeft in het dagelijks leven. Anderen begrijpen het gedrag vaak niet. Daarom wordt in plaats van gedragsproblemen ook wel gesproken van 'moeilijk verstaanbaar gedrag'.

De eerste stap naar behandeling is begrijpen van het gedrag. Er kunnen verschillende oorzaken zijn:
- verveling of te weinig prikkels;
- pijn of een ander lichamelijk probleem;

- een hersenafwijking, zoals een tumor of dementie;
- hechtingsprobleem;
- sociaal isolement;
- psychiatrische stoornis.

Om het gedrag bij verschillende psychische problemen beter te kunnen verklaren, moet men meer van die problemen afweten. In deze paragraaf wordt een aantal veelvoorkomende psychische problemen bij mensen met een verstandelijke beperking beschreven:
- angst;
- agressie;
- automutilatie of zelfverminking;
- stemmingsstoornissen;
- hechtingsproblemen;
- hallucinaties;
- autisme;
- overmatig alcohol- of drugsgebruik;

5.1.1 ANGST

> Bep (42 jaar) is een ernstig verstandelijk beperkte vrouw. Ze woont op een instellingsterrein in een woning met vijf anderen. Zij heeft op het terrein ook dagbesteding, maar wil daar de laatste tijd niet meer naartoe. Ze verzet zich al bij de deur, gaat gillen en trillen. Als het toch lukt om haar naar binnen te krijgen, gaat ze in een hoekje zitten en maakt met niemand contact. De groepsleiding maakt een afspraak met de activiteitenbegeleiders, in de hoop dat ze de oorzaak van dit gedrag kunnen vinden.

Angst speelt vaak een rol in het gedrag van mensen met een verstandelijke beperking. Angst heeft in principe een beschermende functie op verschillende gebieden:
- lichamelijk, zoals iemand die in een tillift geholpen moet worden en daardoor erg angstig wordt;
- verstandelijk, zoals wanneer iemand een verhuizing niet begrijpt;
- emotioneel, zoals het verlies van een belangrijke persoon in de directe omgeving;
- gedrag, zoals een nieuwe begeleider die heel snel handelt.

Angst wordt een psychisch probleem als hij te gemakkelijk wordt opgewekt en daardoor te veel energie kost. Of als hij zo ernstig wordt dat er voor de persoon of de omgeving een pijnlijke en onhandelbare situatie ontstaat. Dit is het geval als iemand de straat niet meer op durft of niet meer naar dagbesteding durft, zoals Bep.

Bij angst zien we een aantal lichamelijke verschijnselen, zoals een verhoogde hartslag, hartkloppingen, duizeligheid, droge mond, pijn in de borst, misselijkheid, hoofdpijn en kortademigheid. De natuurlijke vluchtreactie die aan angst is gekoppeld kan zich uiten in bewegingsonrust, bleekheid, zweten en diarree.

Er zijn verschillende soorten angst.
- *Identiteits- en ontwikkelingsangst*: bij bepaalde levensfasen horen aspecten die angst met zich mee kunnen brengen. Denk aan overlijden of zelfstandig gaan wonen.
- *Overbelastingsangst en angst voor te hoog gestelde eisen*: als iemand emotionele dingen heeft meegemaakt, maar dit niet goed kan verwoorden en verwerken. Vooral voor mensen met een lichte verstandelijke beperking is de vraag of zij het goed hebben gedaan vaak indringend aanwezig.
- *Schuld- en gewetensangst*: loyaliteit naar groepsleiding of ouders kan ervoor zorgen dat iemand niet voor zichzelf op durft te komen.
- *Overlevingssyndroom*: mensen die een traumatische periode hebben meegemaakt kunnen daar blijvende angsten aan overhouden. Bij mensen met een verstandelijke beperking zijn deze trauma's moeilijk in te schatten, maar men kan ervan uitgaan dat voor veel cliënten de onderzoeken, opname en behandeling zeer ingrijpend zijn geweest.

Het is belangrijk om de oorzaak van de angst te achterhalen, opdat deze goed kan worden behandeld. Mogelijke acties bij angst zijn:
- zorgen voor een veilige en vertrouwde omgeving;
- de cliënt een gevoel van nabijheid geven;
- situaties vermijden die de angst verergeren;
- de cliënt helpen controle over de angst te krijgen;
- benaderingswijzen gebruiken die veiligheid en geborgenheid bieden (zie paragraaf 5.2).

Verder lezen?
www.verstandelijkbeperkt.nl, klik op Stoornissen, dan op Angst- en dwangstoornissen

5.1.2 AGRESSIE

> Ron (25 jaar) heeft het emotionele ontwikkelingsniveau van een baby. Hij is daarnaast zeer autistisch en begrijpt de wereld om hem heen niet. Daardoor raakt hij soms de controle kwijt. Hij scheldt, slaat en schopt dan alles en iedereen wat in zijn buurt komt. De groepsleiding ziet geen andere uitweg dan hem een time-out te geven in een isoleercel, waar hij geen prikkels krijgt en zichzelf of anderen niet kan beschadigen.

Agressie is gewelddadig gedrag en/of het dreigen met geweld. Dit kan zowel verbaal als non-verbaal zijn. De agressie kan zich richten op verschillende voorwerpen of personen:
- *voorwerpen*: gooien met voorwerpen, met deuren slaan, vernielen;
- *anderen*: bijten, schoppen, slaan, schelden;
- *zichzelf*: dit noemen we automutilatie en het wordt behandeld in paragraaf 5.1.3.

Bij bijna alle vormen van agressief gedrag spelen pijn en emoties zoals angst, boosheid en verdriet een belangrijke rol. Pijn en emoties bepalen of je je veilig voelt of niet. Het probleem is dat pijn en emoties worden gestuurd door het autonome zenuwstelsel, het onbewuste deel van het zenuwstelsel dat ook zorgt voor bijvoorbeeld de ademhaling en de spijsvertering. Hoe heftiger de emoties worden, des te minder makkelijk kan het redelijk denken dat autonome zenuwstelsel in de hand houden. Iemand die agressief wordt of is, moet zich bewust inspannen om zich van die agressie los te maken. Bij mensen met een verstandelijke beperking is dat moeilijker, omdat het redelijk denken bij hen toch al verstoord of vertraagd is.

Het is belangrijk de oorzaken van agressief gedrag te achterhalen, zodat er een goed omgangsprotocol kan worden gemaakt. Daarin moet worden omschreven welke acties de begeleider kan nemen bij bepaald agressief gedrag. Om maximale objectiviteit te bereiken is het belangrijk het gedrag zo concreet mogelijk te beschrijven. Als er 'zo nodig' medicatie wordt voorgeschreven, omschrijf dan duidelijk bij welk gedrag dit moet gebeuren. Vermijd algemeenheden, zoals 'bij onrust', omdat deze weinig informatie geven over de specifieke behoeften van de cliënt. Een beschrijving die meer houvast biedt, is bijvoorbeeld: 'Bij twee keer schreeuwen ga je samen met Jan minimaal vijf minuten naar buiten. Schreeuwt hij na binnenkomst weer, geef hem dan 10 mg Seresta.'

Er zijn veel mogelijke oorzaken van agressie, zoals:
- onveilige omgeving of onvoorspelbare situaties;
- verveling of juist overprikkeling;
- medische aandoening of pijn;
- verlies van controle;
- manier van communiceren;
- aangeleerd gedrag;
- dwangmatigheid.

Afhankelijk van de oorzaak kan de begeleider gericht maatregelen nemen om de agressie in banen te leiden. De gekozen actie moet passen in de benaderingswijze waarvoor is gekozen (zie paragraaf 6.2). Daarnaast moet ook altijd multidisciplinair worden gekeken naar agressie. Concreet kan de begeleider de volgende acties nemen:
- bied de cliënt veel geborgenheid en toon betrokkenheid;
- minimaliseer het gebruik van vrijheidsbeperkende maatregelen;
- geef veel positieve aandacht;
- maak een dagprogramma waarin de cliënt voldoende uitdaging heeft, maar niet overprikkeld raakt;
- probeer op tijd te bemiddelen in situaties waarbij agressie ontstaat;
- blijf zelf te allen tijde rust uitstralen;
- zet volgens protocol op tijd middelen in om agressief gedrag te doorbreken.

Verder lezen?
http://www.verstandelijkbeperkt.nl/agressie.php

5.1.3 AUTOMUTILATIE (ZELFVERWONDING)

> Betty (45 jaar) is ernstig verstandelijk beperkt en kan nauwelijks emoties uiten. Zij zoekt vaak een plek bij de verwarming en gaat dan met haar orthopedische schoenen tegen haar hand schuren. Deze is daardoor bedekt met een dikke laag eelt.

Een veelvoorkomend en moeilijk te behandelen probleem bij mensen met een verstandelijke beperking is zelfverwondend gedrag, met vaak blijvende schade. Cliënten zijn extra kwetsbaar voor stress, omdat ze langzamer denken en zich moeilijker kunnen uiten. Dit komt omdat

ze vaak minder en soms heel weinig invloed hebben op hun eigen leven. Ze zijn gedwongen om op anderen te vertrouwen en dat lukt niet altijd. Deze stress heeft dan geen andere uitweg dan zelfverwondend gedrag. Er zijn verschillende visies op de oorzaak van dit gedrag.
- *Frustratie* over omstandigheden van buitenaf. Omdat het ontwikkelingsniveau zo laag is dat er nauwelijks verschil is tussen de buitenwereld en het individu, gaat de cliënt zichzelf beschadigen.
- *Communicatiemiddel* om iets duidelijk te maken.
- *Te weinig prikkels*, waardoor de cliënt gedrag ontwikkelt dat uit de hand kan lopen tot zelfbeschadiging.
- *Pijn of een lichamelijke aandoening*: de automutilatie zorgt ervoor dat het lichaam zelf pijnstillers aanmaakt ('endorfines'), die de oorspronkelijke pijn helpen verminderen. Een lichamelijke aandoening moet daarom altijd expliciet worden uitgesloten bij zelfbeschadigend gedrag.
- Zeer *negatief zelfbeeld*.
- Gevoelens van *eenzaamheid*.

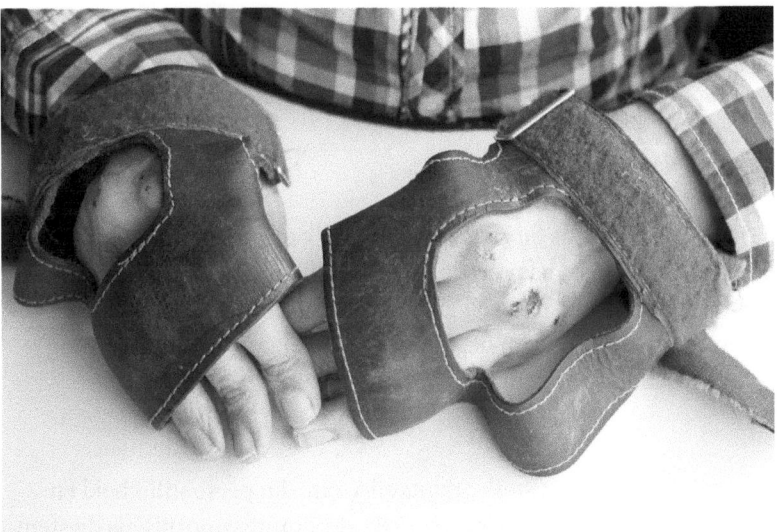

Figuur 5.1 Een cliënt draagt leren handschoenen ter bescherming tegen het bijten op zijn knokkels

Automutilerend gedrag kan in stand worden gehouden doordat de omgeving erop reageert. Iemand wordt getroost of juist gecorrigeerd, opdrachten of moeilijke situaties worden met goedkeuring vermeden. Sociaal gezien levert het gedrag dus een beloning op. Daarnaast kan de cliënt een vermindering van stressgevoelens of een prettig gevoel ervaren door de automutilatie.

Verbetering zal in eerste instantie een uitgebreide zoektocht naar de persoon vergen. Wie is hij en welke signalen zendt hij uit? Hierbij kan een videocamera een goed hulpmiddel zijn. Om het gedrag te voorkomen kunnen de volgende adviezen worden opgevolgd:

- laat de cliënt niet alleen als hij het moeilijk heeft;
- houd voorwerpen waarmee de cliënt zich kan beschadigen buiten bereik en neem beschermende maatregelen;
- help de cliënt op een andere manier zijn stress te ontladen, bijvoorbeeld door te rennen, te schreeuwen of karton te scheuren;
- geef geen negatieve aandacht aan het gedrag, maar bevestig de cliënt bij positief gedrag;
- probeer de cliënt af te leiden met positieve aandacht;
- zorg voor een dagprogramma waarin precies voldoende uitdaging zit;
- geef geen alcohol, koffie of drugs.

Verder lezen?
www.zelfbeschadiging.info

5.1.4 STEMMINGSSTOORNISSEN

> Patrick (24 jaar) is de laatste tijd moeilijk te motiveren tot activiteiten. Hij hangt maar op de bank van zijn nieuwe woning in de woonwijk en gaat nauwelijks naar buiten. Groepsleiders vragen zich af of het te maken heeft met de verhuizing, en of de woning wel geschikt voor hem is.

Iemands stemming is sterk afhankelijk van zijn persoonlijkheid en van de omgeving. We spreken van een stemmingsstoornis als de stemming langdurig verandert, variërend van ernstige somberheid (depressie) tot een overdreven goede stemming (euforie). Een verandering van de stemming kan ook een normale reactie zijn op een emotionele gebeurtenis. Het kenmerk van zo'n normale reactie is dat zij meestal kort duurt (uren tot enkele dagen). Men onderscheidt de volgende stemmingsstoornissen.

- *dysthyme stoornis*: iemand neigt naar het negatieve en kan licht depressief zijn (dit moet ten minste twee jaar duren om van een stoornis te mogen spreken);

- *depressieve stoornis*: iemand voelt zich hulpeloos, neerslachtig, lusteloos, besluiteloos en waardeloos en heeft weinig energie en/of concentratieproblemen;
- *manische stoornis*: iemand is extreem vrolijk en druk of juist boos, geïrriteerd of agressief, slaapt niet en voelt zich alsof hij alles kan;
- *bipolaire stoornis*: depressie en manie wisselen elkaar in perioden af (dit werd vroeger ook wel manische depressiviteit genoemd).

De risicofactoren voor het krijgen van een depressie zijn bij mensen met een verstandelijke beperking vaak aanwezig. Ze hebben een grotere kwetsbaarheid door:
- het ontbreken van een intieme relatie;
- het verlies van intensief contact met de moeder voor het 11e levensjaar (zie paragraaf 5.1.5);
- een lage zelfwaardering.

Mensen met een verstandelijke beperking kunnen hun stemming vaak minder goed uiten en dat kan dan weer leiden tot gedragsproblemen. Deze dienen dan wel te worden herkend als symptomen van een stemmingsstoornis. Zulk gedrag kan zijn:
- agressie en boosheid;
- zich terugtrekken;
- automutilatie;
- verminderde eetlust;
- geen zin in activiteiten;
- slecht slapen;
- vermoeidheid;
- huil- en/of gilbuien;
- onrustig gedrag.

Een stemmingsstoornis moet altijd worden onderzocht, gediagnosticeerd en behandeld door een arts.
Begeleiders kunnen rekening houden met de stemmingswisselingen door:
- een veilige omgeving te bieden;
- structuur en regelmaat te bieden;
- aanwezigheid bij de cliënt te laten merken zonder te veel op zijn huid te zitten;
- de cliënt rustig en begripvol te benaderen;
- evenwicht proberen te brengen in het aanbod van prikkels, niet te veel en niet te weinig;

- activiteiten uit proberen te bouwen in hele kleine stapjes;
- een duidelijke benaderingswijze te kiezen (zie paragraaf 6.2).

Verder lezen?
www.klik.org/nieuws/ook-ernstig-verstandelijk-gehandicapte-kan-depressief-zijn.html

5.1.5 HECHTINGSPROBLEMEN

> Mieke (26 jaar) is de dochter van een heroïneverslaafde moeder, die licht verstandelijk beperkt is. Ook Mieke heeft een laag IQ. Omdat haar moeder niet voor haar kon zorgen en de vader onbekend was, werd Mieke in een pleeghuis geplaatst. Daar bleek ze een kind te zijn dat niet goed kon aarden in de groep. Het leek beter dat ze in een gezin werd geplaatst. Ze was eenkennig en speelde het liefst in haar eentje. Toen ze 11 jaar was, kwam ze in een gezin met drie eigen kinderen. Tijdens haar puberteit werd ze door haar pleegvader seksueel misbruikt en geslagen. Haar gedrag veranderde van lief in liegen, bedriegen, stelen en ruziemaken. Ze heeft nu zes relaties achter de rug en heeft drie keer samengewoond.

Hechting is de wederzijdse band tussen een kind en zijn ouders of verzorgers. De eerste twee levensjaren in het leven van een mens is de gevoeligste periode om een veilige hechting op te bouwen. Hierbij leert een kind vertrouwen op te bouwen met een of enkele vaste verzorgers. Lichaamscontact is een belangrijk onderdeel van die hechting. Een baby zal er normaliter altijd op gericht zijn een liefdevolle relatie op te bouwen met een ander mens. Hierdoor voelt hij zich veilig en geborgen. Door verschillende oorzaken kan er een verstoring optreden in deze hechtingsfase.
- *Problemen van het kind*, zoals een verstandelijke beperking of autisme, waardoor moeilijker contact wordt gemaakt met de verzorger.
- *Problemen van de ouder of vaste verzorger* door een psychiatrische stoornis of verslaving. Als de ouder zich onvoldoende kan inleven in het kind, kan dit het hechtingsproces belemmeren.
- De *leefomstandigheden van het gezin*, bijvoorbeeld kindermishandeling of -verwaarlozing, relatieproblemen, financiële problemen of een gebrek aan enige regelmaat en structuur in het gezin, kunnen een negatieve invloed hebben op de hechting.

– *Gebrek aan regelmaat*: het contact tussen de opvoeder en het kind moet een zekere regelmaat hebben. Een ziekenhuisopname of lange werkdagen kunnen de oorzaak zijn van veel wisselende contacten voor het kind. Om zich veilig te hechten heeft het kind ten minste één vaste verzorger nodig.

Een veilige hechting is belangrijk voor een goede emotionele en sociale ontwikkeling. Het helpt het kind een eigen persoonlijkheid te ontwikkelen. Onderzoek heeft uitgewezen dat kinderen die zich in het eerste jaar van hun leven goed hebben kunnen hechten aan één of meer personen, sociaal en emotioneel beter functioneren dan kinderen die die mogelijkheid niet hebben gehad. Ze kunnen beter omgaan met tegenslagen, hebben een beter gevoel van eigenwaarde, zijn sociaal vaardiger, weerbaarder, leergieriger en minder angstig.
Als er in de fase van hechting iets niet goed is gegaan, spreken we van 'onveilige hechting' of 'hechtingsstoornis' ('geen-bodemsyndroom'). Bij een hechtingsstoornis zijn er in het latere leven vooral problemen op de volgende gebieden:
– een staat van paniek of angst, alles en iedereen wordt ervaren als bedreiging;
– angstig en teruggetrokken gedrag of juist een allemansvriend, maar oppervlakkig en onverschillig;
– moeite met relaties: zolang een relatie oppervlakkig is zijn er geen problemen, maar diepere affectieve relaties worden als bedreigend ervaren;
– grillig, sterk wisselend gedrag om controle te houden;
– stress: mensen met een hechtingsstoornis hebben meer last van stress en kunnen er minder goed mee omgaan.

Een hechtingsachterstand kan gedeeltelijk of geheel worden ingehaald. Hoe jonger het kind is, hoe groter die kans. In de begeleiding van mensen die een verstandelijke beperking en een hechtingsprobleem hebben, is het belangrijk om basisvertrouwen te geven, waardoor de persoon zich veilig en geborgen voelt. De moeilijkheid daarbij is dat mensen met een ernstige beperking niet de ontwikkelingsfase bereiken waarin ze begrijpen dat andere mensen 'iemand anders zijn' dan zijzelf. Of dat als iemand weggaat hij doorgaat met bestaan en terug kan komen. Ze hebben dus meer tijd nodig voor een veilige hechting en zullen veelal uit het ouderlijk huis zijn weggegaan tijdens de hechtingsfase. Veel cliënten hebben daardoor weinig zelfvertrouwen en leven erg verkrampt. Dat maakt het erg belangrijk om goed naar de cliënt te kijken: wie is hij en hoe is hij zo geworden?

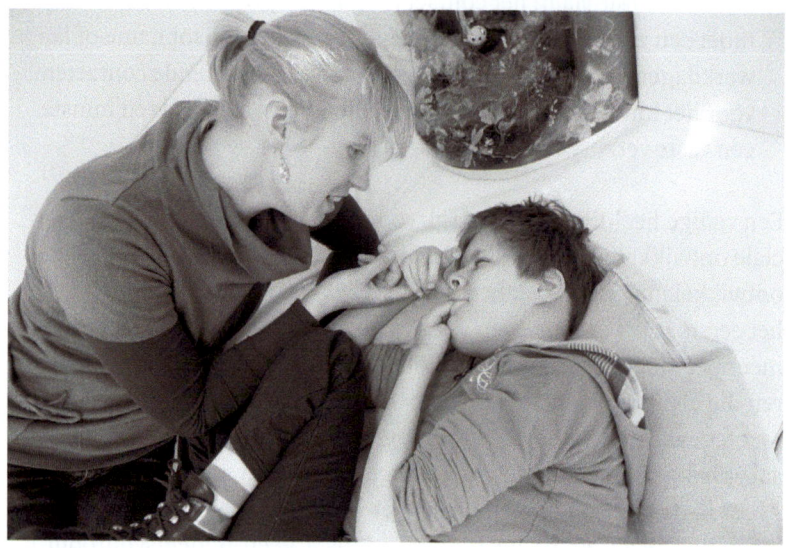

Figuur 5.2 Lichamelijke geborgenheid tussen cliënt en begeleider

Praktische tips bij het werken met iemand met een hechtingsstoornis:
- maak zo veel mogelijk fysiek contact en kijk wat de cliënt toelaat;
- maak duidelijke afspraken en houd je daaraan;
- zorg voor veel continuïteit in de zorgverlening, zowel wat betreft begeleiders als in de manier van omgaan;
- controleer en confronteer de cliënt bij liegen of manipuleren;
- benader de cliënt positief en geef hem veel complimenten.

Verder lezen?
http://gedragsproblemen-kinderen.info/Hechtingsstoornis.htm

5.1.6 HALLUCINATIES

Bernhard (30 jaar) heeft een lichte verstandelijke beperking en heeft altijd bij zijn ouders gewoond. De laatste weken heeft hij veel ruzie met zijn vader en gisteren is dit uit de hand gelopen door alcoholgebruik bij beiden. Bernhard is door de politie opgepakt en daarna op een crisisplek opgenomen. Bernhard is zeer angstig, praat tegen mensen die niet in de kamer zijn en denkt in de groepsleiding allerlei mensen te herkennen. Hij zegt ook stemmen te horen.

Hallucinaties zijn waarnemingsstoornissen die kunnen voorkomen bij een psychose, epilepsie, overmatig drank- of drugsgebruik of een grote hoeveelheid morfine. In deze situaties kunnen mensen dingen zien, horen, voelen of ruiken die er niet zijn. Dit kan zeer beangstigend zijn voor de persoon in kwestie. Hallucinaties moeten worden behandeld met medicijnen na een consult bij de arts. Het volgende gedrag kan aanleiding zijn voor een onderzoek naar hallucinaties:
– angsten voor bepaalde voorwerpen, ruimten of personen;
– verwarde spraak over de hallucinaties;
– tekenen dat iemand iets ziet of hoort;
– extreme angstgevoelens;
– agressie.

Begeleiders kunnen de cliënt ondersteunen door:
– hem niet te confronteren met zijn eigen gedrag; dat kan de verwarring vergroten;
– een prikkelarme omgeving te bieden;
– nabijheid van begeleiders te bieden;
– (bij)werkingen van de medicijnen te observeren en te rapporteren, zoals trillen, stijfheid, onrust in de benen en speekselvloed.

Verder lezen?
http://www.verstandelijkbeperkt.nl/schizofrenie.php

5.1.7 AUTISME

> Piet (38 jaar) heeft autisme en een matige verstandelijke beperking. Hij kent alle verjaardagen van familie, groepsleiders en anderen uit zijn hoofd. Piet reageert niet als iemand hem een compliment daarover maakt. Hij is vooral bezig met zijn vingers, die hij voor zijn ogen alle kanten op draait. Piet praat monotoon, zonder veel intonatie. Hij zegt ook vaak dingen letterlijk na. Piet komt alleen naar de groepsleiding toe als hij koffie wil. Dan sleept hij ze mee de keuken in. Met medebewoners heeft hij geen contact.

Autisme is een ontwikkelingsstoornis waarbij er beperkingen optreden in de sociale interactie, de communicatie en de verbeelding. Het is een hersenfunctiestoornis die het hele functioneren van de betreffende persoon beïnvloedt. Slechts ongeveer de helft van de mensen met autisme heeft een verstandelijke beperking. Sommigen zijn erg intelligent, bijvoorbeeld op het gebied van getallen of techniek, maar blijven op sociaal inzicht en aanpassingsvermogen achter. Bij een aantal syndromen komt autisme vaker voor, zoals bij het syndroom van Rett en bij het fragiele-X-syndroom.

Op de volgende drie gebieden zijn er afwijkingen mogelijk:
- communicatie;
- verbeelding;
- sociale interacties.

Communicatie

Afwijkingen in de communicatie liggen bij mensen met autisme niet bij de technische aspecten van de taal, maar bij de sociale aspecten van de communicatie. Het gevoel of de onderliggende boodschap begrijpen zij niet. Zij kunnen zich maar beperkt inleven en verplaatsen in een ander. Woordgrapjes, spreekwoorden en gezegden, mimiek en gebarentaal vinden ze moeilijk te begrijpen en ze raken er vaak van in verwarring. Communicatiestoornissen kunnen zich uiten in het volgende gedrag:
- cliënt neemt niet deel aan een gesprek;
- cliënt toont geen initiatief voor een gesprek;
- cliënt lijkt soms doof;
- cliënt neemt alles heel letterlijk;
- cliënt herhaalt woorden op een zinloze manier;
- cliënt maakt minder oogcontact of 'kijkt door je heen'.

Verbeelding

Als het probleem in de verbeelding van de cliënt ligt, kunnen mensen met autisme vaak geen betekenis geven aan dingen of verliezen ze zich juist in te veel fantasie. Iedere keer als een voorwerp in een andere context wordt gebruikt of een activiteit in een andere omgeving plaatsvindt, moeten ze daar weer opnieuw betekenis aan geven. Dit zorgt voor de volgende gedragingen:
- vreemd spelgedrag, langdurig met een ding bezig zijn en geen verbeeldingsspel;
- sterk zijn in één bepaalde vaardigheid;
- geboeid worden door draaiende voorwerpen;
- geen angst hebben voor fysiek gevaar;
- extreem gehecht zijn aan bepaalde voorwerpen;
- stereotiepe lichaamsbewegingen, zoals de romp heen en weer bewegen of 'fladderen' bij opwinding.

Sociale interacties

Bij problemen met sociale interacties kunnen mensen met autisme vaak niet de wederzijdse aandacht bieden die in een relatie wordt verwacht. Ze kunnen zich immers niet inleven. De sociale omgangsregels zijn niet concreet genoeg om hun handelen op af te stemmen. Dit komt dan tot uiting in het volgende gedrag:
- heeft weerstand tegen nieuwe dingen en veranderingen;
- speelt het liefst alleen;
- kan moeilijk vriendschap sluiten en onderhouden;
- verzet zich tegen troosten of knuffelen;
- neemt geen initiatief of eist het juist extreem op;
- toont extreme emoties, zoals huil- of driftbuien;
- heeft beperkte interesses en activiteiten.

Omdat de logische samenhang voor mensen met autisme vaak ontbreekt, bestaat hun omgeving uit losse fragmenten. Dit onvoldoende inzicht kan de wereld erg bedreigend maken, zeker bij mensen met een verstandelijke beperking. Extreme angst is dan vaak het gevolg en die angst kan op zijn beurt weer leiden tot agressie. Om cliënten met autisme zo goed mogelijk te begeleiden moet hen een voorspelbare omgeving worden geboden. Vanuit deze veiligheid kan worden bekeken welke structuur het beste aansluit bij de betreffende cliënt.
Naast een duidelijk dagprogramma kan ook de omgeving van de cliënt duidelijkheid bieden: die moet overzichtelijk zijn, met beperkte prikkels. Verder moeten voorwerpen en activiteiten hun vaste plek hebben. Een bord met een duidelijk programma dat is afgebeeld in foto's of pictogrammen is een goed hulpmiddel bij het aangeven van de dagstructuur.
De begeleidingsstijl moet helder, consequent en voorspelbaar zijn. Dan kan de cliënt op een rustige en positieve manier begeleid worden. In paragraaf 5.2 wordt ingegaan op specifieke benaderingswijzen.

Verder lezen?
www.autisme.nl

5.1.8 OVERMATIG ALCOHOL- OF DRUGSGEBRUIK

> Dirk (31 jaar) heeft een lichte verstandelijke beperking en is als kind mishandeld en misbruikt. Hij ging als puber van het ene thuis naar het andere. Op zijn twintigste ging hij in een instelling wonen en daarna ging het goed met hem. Vijf jaar geleden is

> hij verhuisd naar een sociowoning, waar alleen in de avonduren begeleiding aanwezig is. Hij werkt in de plaatselijke supermarkt. In het begin nam hij daar weleens een biertje mee voor 's avonds thuis. Dat werden er al snel een paar meer en nu drinkt hij iedere dag een sixpack.

Het risico op middelenmisbruik bij mensen met een verstandelijke beperking is groter. Dat heeft een aantal oorzaken.
- Mensen met een verstandelijke beperking kennen hun grenzen minder goed en kunnen deze ook niet goed aangeven. Hierdoor zijn ze vaak minder goed in staat om met moeilijke situaties om te gaan. Dit maakt de kans op een psychisch trauma groter. Daarnaast kunnen ze dit trauma vaak minder goed verwerken door beperkingen in communicatie en zelfinzicht.
- Het sociale netwerk is vaak veel kleiner, en mensen met een verstandelijke beperking hebben niet altijd werk of een dagbesteding. Daarnaast is er vaak geen levenspartner. Deze beperkte 'sociale kaart' maakt het vangnet bij problemen klein. Zij kunnen zich sneller eenzaam voelen en hierdoor eerder geneigd zijn dit gevoel te proberen te verzachten met alcohol of drugs.
- De meesten hebben geen inzicht in de gevolgen van het alcohol- of drugsgebruik. De gevolgen voor de volgende dag, zoals een kater, kunnen ze soms niet koppelen aan het eerdere gebruik, laat staan dat ze de gevolgen op de langere termijn kunnen overzien.
- Mensen met een lichte verstandelijke beperking zijn snel beïnvloedbaar en willen er graag bij horen in de maatschappij. Hierdoor zijn ze soms een makkelijk slachtoffer van 'verkeerde vrienden'.
- Doordat mensen met een verstandelijke beperking steeds meer in normale woonwijken zijn gaan wonen, komen zij makkelijker in aanraking met drugs en alcohol. Bijvoorbeeld in de coffeeshop om de hoek of in de supermarkt.
- Mensen met een verstandelijke beperking gebruiken vaak al medicatie. In combinatie met alcohol of drugs kan dit extra risico met zich meebrengen.
- Bijkomende risicofactoren zijn aandoeningen als ADHD, autisme en hechtingsproblemen, die de kans op misbruik vergroten.

Behandeling van deze doelgroep staat nog in de kinderschoenen. Er zijn wel samenwerkingsverbanden gestart tussen verslavingszorg en VGZ. Is de cliënt echter uitbehandeld, dan is er vaak geen opvang meer, waardoor de kans op terugval groot is. Gebleken is ook dat verslaving bij licht verstandelijk gehandicapte jongeren (LVG) vaker voorkomt als zij niet vierentwintig uur per dag begeleiding krijgen. Er worden ook trainingen aangeboden waarin LVG-jongeren wordt geleerd om weerstand te bieden aan alcohol en drugs. De belangrijkste taak van de begeleiders is dan ook om problemen op tijd te signaleren en bespreekbaar te maken.

Verder lezen?
http://pdf.swphost.com/Sozio/e-nieuwsbrief/Microsoft_Word_-_LVG_en_middelengebruik.pdf

5.2 Seksualiteit

> Bart (40 jaar) is ernstig verstandelijk beperkt. Hij houdt van het lange haar van een van de groepsleidsters. Hij woelt er graag doorheen en wordt er ook seksueel opgewonden van. Hij trekt dan in de huiskamer zijn broek naar beneden en gaat masturberen.

Hoewel hun verstandelijke vermogens beperkt zijn, zijn de meeste cliënten lichamelijk wel zodanig ontwikkeld dat zij seksuele gevoelens ervaren. In de begeleiding wordt gezocht naar een passende manier om cliënten op hun eigen niveau vorm te laten geven aan lichamelijk contact, intimiteit en seksualiteit. Problemen kunnen ontstaan door communicatieproblemen en/of problemen in de sociale omgang, zoals:
- onbegrip van eigen gevoelens en deze niet kunnen uiten;
- gedrag van anderen met betrekking tot seksualiteit niet begrijpen;
- taalgebruik niet goed kunnen interpreteren;
- zich niet goed in kunnen leven in anderen;
- zelf onaangepast seksueel gedrag vertonen;
- fysieke belemmeringen bij het hebben van seks.

Mensen met een verstandelijke beperking moeten worden voorgelicht over seksualiteit. Dit is belangrijk om een aantal redenen:
- *seksueel misbruik voorkomen*, door met de cliënt te praten over wat hij (of een ander) wel of niet wil in seksueel contact en hoe dit kan worden aangegeven;
- *seksueel overdraagbare aandoeningen (soa's) voorkomen*, door cliënten te leren hoe ze een condoom moeten gebruiken;

- ongewenste zwangerschappen voorkomen;
- reële relaties bevorderen, door te vertellen over de normen en waarden binnen gangbare relaties.
- jongeren weerbaar maken, door hen te leren hun *eigen grenzen* te ontdekken en aan te geven;
- *grensoverschrijdend seksueel gedrag* voorkomen, ook bij een cliënt met weinig inlevingsvermogen kan de begeleider vertellen welke gedragingen te herkennen zijn bij de partner, bijvoorbeeld dat 'nee' zeggen echt betekent 'niet doen'.

De volgende voorbehoedsmiddelen zijn geschikt om te gebruiken bij mensen met een verstandelijke beperking:
- de prikpil, deze wordt elke drie maanden gegeven;
- het spiraaltje, dit kan ongeveer vijf jaar blijven zitten;
- het anticonceptie-implantaat, een staafje met hormonen dat de dokter met een spuit in de bovenarm plaatst, het kan drie jaar blijven zitten;
- sterilisatie van de man of van de vrouw.

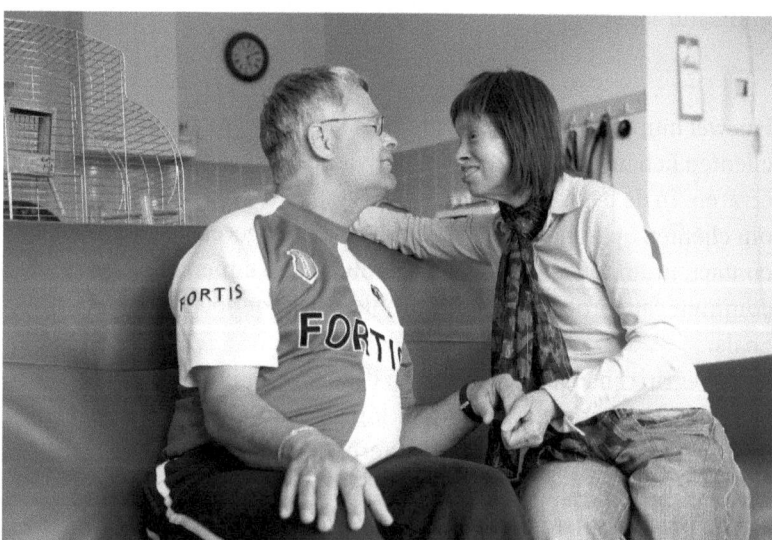

Figuur 5.3 Een paar dat al 27 jaar samen is

De seksuele voorlichting moet aansluiten bij het ontwikkelingsniveau van een cliënt. Dit betekent dat de voorlichting goed wordt voorbereid en plaatsvindt op een passend moment en een passende locatie. Het doel van de voorlichting moet duidelijk zijn en er moeten praktische aanwijzingen en voorbeelden worden gebruikt. De begeleider benoemt gangbare seksuele normen en regels.

Begeleiders kunnen steeds meer een beroep doen op professionele hulp bij seksualiteitsvragen. Er bestaat specifiek voorlichtingsmateriaal en er zijn seksuologen die veel kennis en kunde hebben in het begeleiden van seksualiteit bij mensen met een verstandelijke beperking. Het steeds normalere leven dat cliënten leiden, vraagt op dit punt aanpassing in de begeleiding. De ethische discussie bijvoorbeeld of mensen met een beperking wel kinderen mogen krijgen, zal in iedere casus weer opnieuw door alle betrokkenen moeten worden gevoerd.

Verder lezen?
www.begrensdeliefde.nl

5.3 Ouder worden

Mensen met een verstandelijke beperking worden door de goede medische zorg steeds ouder. Steeds meer cliënten worden zelfs ouder dan 70 jaar. Bij hun geboorte was dit waarschijnlijk ondenkbaar. Hierdoor is er ook onder verstandelijk gehandicapten sprake van een sterke vergrijzing. Dat heeft de afgelopen decennia geleid tot aangepaste woningen en tot samenwerking met reguliere ouderenzorg.

Het fysieke verouderingsproces start bij mensen met een verstandelijke beperking vaak op jongere leeftijd. Dit kan komen door lichamelijke beperkingen die al aanwezig zijn of door bepaalde syndromen zoals het syndroom van Down. Verder is de zorgafhankelijkheid en hulpbehoevendheid bij ouderen met een verstandelijke beperking vaak groter, omdat ze de nodige aanpassingen in hun leven niet zelfstandig kunnen uitvoeren. Tabel 5.1 geeft een overzicht van de specifieke hulpvragen aan de hand van de domeinen van Shalock en Verdugo (zie paragraaf 3.3).

5.3.1 GEHEUGENPROBLEMEN OF DEMENTIE

> Vera (49 jaar) heeft het syndroom van Down. Tot haar 45e is ze zelfstandig mobiel geweest op een groot instellingsterrein. Daar werkte ze op een inpakafdeling, ze hielp soms meervoudig gehandicapte bewoners en had veel contacten met cliënten en medewerkers op het terrein. Een paar jaar geleden begon ze dingen te vergeten, kwam te laat thuis voor het eten en ging knoeien met haar eten. Het werk lukte haar niet meer en ze had al snel veel meer zorg nodig. Sinds kort woont ze in een woning voor ouderen. 's Avonds huilt ze vaak lange tijd en roept om haar moeder.

Tabel 5.1 Inventarisatie van hulpvragen bij het ouder worden

domein	mogelijke problemen	ondersteuning
lichamelijk welbevinden	gehoor gaat achteruit gezichtsvermogen gaat achteruit mobiliteit vermindert ADL-zelfstandigheid vermindert energieniveau neemt af	vroege diagnose door gerichte observaties aanschaf van hulpmiddelen multidisciplinaire ondersteuning
psychisch welbevinden	vergeetachtigheid passiviteit onzekerheid door verminderde vermogens somberheid	contact houden met realiteit en actualiteit aangepaste activiteiten
interpersoonlijke relaties	sociaal netwerk wordt kleiner, waardoor eenzaamheid kan ontstaan communicatieproblemen in het contact met anderen	onderhouden van sociale contacten voorlichten van netwerk van de cliënt over diens verminderde vermogens
deelname aan de samenleving	werk of dagbesteding en activiteiten moeten worden aangepast op de verminderde mogelijkheden	waar mogelijk cliënten laten deelnemen aan de samenleving
persoonlijke ontwikkeling	meer behoefte aan privacy en rustmomenten afname van denkvermogen minder flexibel bij veranderingen	ontwikkelen van nieuwe hobby die beter past bij de mogelijkheden rustmomenten worden ingebouwd in het dagprogramma
materieel welzijn	woning en inrichting zijn niet afgestemd op de verminderde vermogens hulpmiddelen voor mobiliteit zijn nodig	zoeken naar geschikte woonruimte
zelfbepaling	cliënt moet keuzes maken en nieuwe perspectieven ontwikkelen	voorlichting over mogelijkheden mogelijkheid tot een stukje regie van het eigen leven
belangen	de ouders overlijden en de cliënt heeft behoefte aan een curator en een mentor die belangrijke beslissingen met of voor hem kunnen nemen	contact wordt onderhouden met curator en mentor

Doordat mensen met een verstandelijke beperking steeds ouder worden, komt dementie bij deze groep steeds vaker voor. Er zijn verschil-

lende oorzaken van dementie. De meest voorkomende is de ziekte van Alzheimer. Andere oorzaken zijn vaatdementie, de ziekte van Parkinson, hersentumor, diabetes mellitus of overmatig alcoholmisbruik. Daarnaast zijn er syndromen die de kans op vroege dementie (bij ongeveer 50 jaar) vergroten, zoals het syndroom van Down. Het stellen van de diagnose is vaak lastig, omdat mensen met een verstandelijke beperking bepaalde vaardigheden nooit hebben ontwikkeld en die dus ook niet kunnen verliezen. Symptomen die dan aanleiding kunnen zijn voor onderzoek zijn:
- verlies van interesse;
- verlies van ADL-vaardigheden;
- achteruitgang van het kortetermijngeheugen;
- toenemende angst;
- desoriëntatie;
- incontinentie;
- stemmingswisselingen;
- epilepsie;
- verstoord dag-nachtritme.

De diagnose dementie is vaak pas duidelijk als het ziekteproces al vergevorderd is. De achteruitgang gaat dan vaak snel.

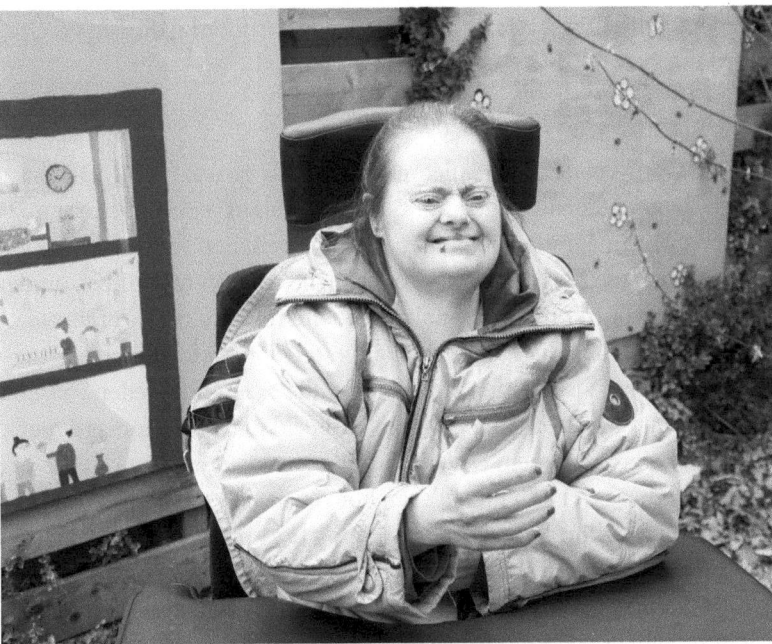

Figuur 5.4 *Alzheimer beperkt iemand met het syndroom van Down die een groot sociaal netwerk had*

Dementie verloopt in vier fasen, maar de snelheid van en de overgang tussen de fasen kan erg wisselen. De hersenfuncties nemen af in omgekeerde volgorde zoals ze gegroeid zijn. Hieronder volgen de kenmerken van de vier fasen en de mogelijkheden voor de begeleider.

Fase 1: het bedreigde ik (cognitieve fase)

Vooral het kortetermijngeheugen wordt aangetast, waardoor mensen steeds spullen kwijt zijn of dezelfde verhalen vertellen. Dementerenden kunnen gedachten niet meer goed ordenen, waardoor ze het overzicht kwijtraken en in paniek kunnen raken. Beginnende dementie kan ook gepaard gaan met depressie en verschijnselen als prikkelbaarheid, concentratieproblemen en gebrek aan interesse en plezier.

Deze fase zal bij mensen met een verstandelijke beperking vaak niet opvallen. Gedrag als achterdocht of vijandigheid wordt vaak aan de verstandelijke beperking gekoppeld en verder functieverlies is er in deze fase nog niet. Ook het vermijden van onbekende situaties is voor veel cliënten geen nieuw gedrag. Vergissingen en missers of dingen die vergeten worden, behoren door de groepsleiding met gevoel en tact opgepakt te worden. Alles moet erop gericht zijn de spanning en angst die de vergeetachtigheid met zich meebrengt te verminderen. Daarnaast moet men proberen om vaardigheden die iemand nog bezit intact te houden. Dit kan door veel respect en geduld te hebben voor de cliënt. Die verliest zijn gevoel voor tijd, waardoor hij dingen verkeerd inschat.

Fase 2: het verdwaalde ik (emotionele fase)

In deze fase weet de oudere niet meer wie hij is en waar hij is. Dit kan leiden tot zoek- en dwaalgedrag. Cliënten hebben veel behoefte aan houvast. Hoe meer vaste ijkpunten in hun leven, hoe beter ze kunnen functioneren. In dit stadium reageren cliënten vaak emotioneel, omdat hun reactie voortkomt uit primaire behoeften. Aanraking, liefde, eten, intimiteit en seksualiteit uiten zich ongeremd en dit leidt tot decorumverlies (decorum is dat men zich in bepaalde omstandigheden passend weet te gedragen). Cliënten gaan bijvoorbeeld in de kamer plassen of eten van de grond likken. De communicatie met anderen zal steeds minder verbaal zijn, afhankelijk van hoe die daarvoor was. De concentratieboog is te kort geworden om dat nog te kunnen, en mensen kunnen hun gedachten niet meer genoeg ordenen. Als er gesproken wordt is het vaak verward en springend van heden naar verleden. Ook kan de cliënt moeilijk op woorden komen (woordvindingsproblemen). Personen uit heden en verleden worden vaak verward en ook handelingen kunnen niet meer in de goede volgorde worden uitgevoerd.

In het contact kan de oudere afwijzend reageren op fysiek contact. Beter kan de oudere op vriendelijke en rustige wijze duidelijkheid worden geboden. Cliënten functioneren vaak het beste in een vaste routine, met vertrouwde mensen op een vertrouwde plek. Hoewel het oogcontact vanuit de cliënt zelf vaak vermindert, is het een belangrijk hulpmiddel om de aandacht te krijgen. Ouderen zijn zeer gevoelig voor sfeer en uitstraling. Indien de verzorgende zelf vriendelijkheid en optimisme uitstraalt, zal de oudere cliënt hier positief op reageren. Stel dus vragen die de cliënt begrijpt en geef complimentjes. Negatief gedrag zal vaak een uiting zijn van onbegrip. Aanwijzen en handelingen voordoen kan de cliënt vaak helpen om bijvoorbeeld ADL-handelingen toch zelfstandig te blijven uitvoeren.

Fase 3: het verborgen ik (psychomotorische fase)
In deze fase maken oudere cliënten weinig of geen contact meer met hun omgeving. Ze maken nog wel geluid, maar het is vaak moeilijk te verstaan of te volgen. Vaak worden mensen minder mobiel en komen ze in een rolstoel. De tijd verstrijkt met eindeloos herhalende bewegingen en geluiden. Onrust, drukte en onverwachte acties brengen angst en onrust teweeg. Het muziekgeheugen is het deel dat het langste in stand blijft. Veel ouderen reageren heel positief op muziek van vroeger, zij worden opener naar de omgeving en rustiger.
De begeleider is steeds op zoek naar ontspanning en rust voor de cliënt, terwijl deze toch nog betrokken blijft bij de omgeving. Hier kan soms verlichting in gebracht worden door cliënten lichamelijke prikkels te geven die zij als prettig ervaren. Warmte, massage, geuren en smaken kunnen gebruikt worden om contact te maken. Dit is het uitgangspunt van 'snoezelen', waarbij door zintuiglijke prikkeling contact wordt gemaakt met de cliënt. De benadering zal altijd rustig en vriendelijk zijn. De begeleider moet zich realiseren dat er geen denkproces meer is en de cliënt alleen het heden beleeft.

Fase 4: het verzonken ik (zintuiglijke fase)
In het laatste stadium van dementie is de persoonlijkheid van de cliënt niet of nauwelijks nog te vinden. Contact is bijna niet meer tot stand te brengen en cliënten liggen vaker in bed. Er is geen gedrag meer dat een doel dient. De oudere leeft vanuit primaire behoeften. Door de inactiviteit kunnen zich contracturen en decubituswonden voordoen. Heel soms komt er nog iets van een reactie terug, zoals een glimlach of een oogopslag. De cliënt is vaak rustig, waarbij de omgeving nauwelijks tot hem doordringt.

Behoefte aan veiligheid en vertrouwen in een kleine setting staan in deze fase centraal. Door goede lichamelijke zorg wordt geprobeerd het de cliënt zo comfortabel mogelijk te maken. Familie en betrokkenen worden voorbereid op de naderende stervensfase.

5.3.2 MOGELIJKHEDEN VOOR BEGELEIDING

Er komen de laatste jaren ook steeds meer woningen waarin reguliere ouderenzorg en ouderenzorg voor mensen met een verstandelijke beperking samengaan. Deze kruisbestuiving kan waardevol zijn voor de kwaliteit van de zorg. Begeleiders uit de ouderenzorg zijn vaak meer gericht op lichamelijke problemen en die uit de verstandelijk-gehandicaptenzorg meer op welzijn. Een combinatie zal de zorg aan deze doelgroep ten goede komen.

Verschillende benaderingswijzen worden gebruikt bij dementerende mensen met een verstandelijke beperking. De methode Urlings, de methode Vlaskamp en snoezelen zijn enkele voorbeelden. Ze zullen verder worden toegelicht in paragraaf 6.2. Hoe de zorg ook wordt vormgegeven, hij zal altijd moeten aansluiten bij de mogelijkheden die een cliënt nog heeft. Iemand die gaat dwalen zal niet meer in zijn eigen appartement kunnen wonen. Zelfstandig wonen is al vaak eerder lastig omdat mensen zichzelf niet meer kunnen vermaken. Ze kunnen niet meer bedenken wat ze moeten of willen doen. Het uitgangspunt bij seniorenwoningen voor mensen met een verstandelijke beperking is dat ze in die woning kunnen blijven tot het einde van hun leven. Dat vereist flexibiliteit in personele bezetting en dagstructuur. Gaat iemand eerst nog naar dagbesteding, maar is dat op een gegeven moment niet meer mogelijk, dan zullen er thuis mogelijkheden moeten zijn om diegene te begeleiden. Accepteert iemand een vreemde nachtzorg niet meer aan zijn bed, dan moet daarop worden ingesprongen.

Verder lezen?
www.alzheimer.nl

5.4 Sterven en stervensbegeleiding

> Petra (56 jaar) is matig verstandelijk beperkt. Twee jaar geleden is bij haar slokdarmkanker vastgesteld. Petra heeft haar hele leven gerumineerd en kan geen pijn aangeven. Ze draait alleen haar haren uit haar hoofdhuid als ze niet lekker in haar vel zit. Toen de kanker werd ontdekt, was die dan ook al in een vergevorderd stadium. Petra kon zelf niet goed beslissen welke behandeling zij

> nog wilde. Ze praatte eigenlijk met iedereen mee en leek er vrede mee te hebben als haar tijd was gekomen om naar Jezus te gaan. Omdat er geen curatieve behandeling meer mogelijk was, heeft haar familie besloten alleen de pijn te bestrijden. Sinds een paar weken kan Petra niet meer eten en nu wil ze ook niet meer drinken. Het is voor iedereen duidelijk dat ze zal gaan overlijden.

Het stervensproces is voor veel mensen een moeilijke fase van het leven. Depressiviteit is een veelvoorkomende klacht. Mensen met een verstandelijke beperking beleven het ziek-zijn en sterven vaak anders omdat ze door hun beperkte verstandelijke vermogens minder bezig zijn met de toekomst en een beperkt beeld hebben van ziek-zijn en overlijden.

5.4.1 STERVEN VAN IEMAND UIT DE NABIJE OMGEVING

Mensen met een verstandelijke beperking bekijken en ervaren de dood anders. Het hangt mede af van hun ontwikkelingsniveau hoe zij de dood van iemand anders zullen ervaren.

- Mensen met een *zeer ernstige beperking* hebben niet echt een doodsbesef. Ze voelen wel verandering in sfeer en emotie. Ze voelen de spanning en reageren hier op hun eigen wijze op. Het verlies geeft met name verandering in de vaste patronen. Reacties worden vaak pas na langere tijd zichtbaar. De ondersteuning die de begeleider kan geven, is veel veiligheid bieden door aan de vaste regelmaat vast te houden en veel lichamelijk contact te maken.
- Mensen met een *ernstige verstandelijke beperking* kunnen zich niet inleven in anderen en zullen de dood beperkt beseffen. Zij kunnen wel verbanden leggen tussen bepaalde gebeurtenissen en kunnen hierdoor bepaalde angsten ontwikkelen ten aanzien van de dood. Werkelijkheid en fantasie kunnen door elkaar gaan lopen. Door hun beperkte taalontwikkeling kunnen zij moeilijk uiting geven aan hun gevoelens. De ondersteuning van de begeleider is in dit geval gericht op nabijheid en duidelijkheid bieden. Rituelen en speltherapie kunnen hierbij helpen.
- Mensen met een *matige verstandelijke beperking* hebben meer begrip en inlevingsvermogen. De gevoelens en vragen die dat met zich meebrengt kunnen ze soms moeilijk hanteren. De begeleider kan hierin ondersteunen door te praten over de dood, waarin concrete antwoorden worden gegeven. Dit kan de cliënt helpen in zijn ver-

werkingsproces. Ook het concreet maken in rituelen, verhalen, foto's en levensboeken kan helpen.
- *Licht verstandelijk gehandicapten* hebben een zo goed als normale beleving van de dood. Ze denken erover na en willen erover praten en met hun vragen komen. De begeleider moet die vragen serieus nemen en de cliënt betrekken in het afscheid van de overledene.

5.4.2 PALLIATIEVE ZORG EN SEDATIE

Er is sprake van palliatieve zorg als er geen genezing meer mogelijk is. Centraal staan pijnbestrijding, behandeling van bijkomende symptomen en begeleiden van psychologische, sociale en spirituele vraagstukken. Het gaat erom de kwaliteit van leven voor cliënten en hun naasten zo goed mogelijk te laten zijn.

Indien er sprake is van ondraaglijk lijden en de levensverwachting nog maar zeer kort is, gaat men in overeenstemming met de cliënt en diens naasten over op palliatieve sedatie. Dit is het opzettelijk toedienen van sederende medicatie (midazolam) om het bewustzijn van de terminale patiënt te verlagen. Symptomen als angst en pijn worden dan onderdrukt, maar de onderliggende ziekte wordt niet meer behandeld. Vocht wordt vaak niet meer gegeven. De patiënt overlijdt uiteindelijk aan zijn ziekte, er is dus geen sprake van euthanasie.

5.4.3 STERVENSBEGELEIDING VAN DE CLIËNT

Problemen die in deze fase een rol spelen, zijn pijn, angst, verlies, verdriet, boosheid en ontkenning. Begeleiders kunnen in deze fase:
- vroegtijdig symptomen en problemen signaleren, die cliënten soms moeilijk kunnen aangeven;
- aansluiten bij de mogelijkheden van de cliënt vanuit zijn ontwikkelingsniveau;
- cliënten en naasten informeren en betrekken bij de keuzes die gemaakt moeten worden;
- ziekte en dood bespreekbaar maken voor cliënt en naasten;
- niet overmatig beschermend of bevoogdend handelen.

Van een terminale fase spreken we als het overlijden binnen zes tot twaalf weken wordt verwacht. Pijn wordt in geval van kanker en in de terminale fase meestal bestreden met opiaten, zoals morfine. Hierbij wordt standaard een laxeermiddel gegeven om obstipatie te voorkomen. In de emotionele begeleiding kunnen begeleiders veel bieden door:

- te troosten en te steunen;
- zorg te bieden in de thuissituatie;
- voorlichting te geven over ziekte en pijnbestrijding;
- steun te geven aan zowel de cliënt als diens naasten;
- spirituele begeleiding en rituelen;
- te ondersteunen bij afscheid nemen;
- te begeleiden bij beslissingen rond het levenseinde.

Naast de standaardzorg die de begeleiders bieden, kan gezocht worden naar passende complementaire zorg. Complementaire zorg kan worden gebruikt als aanvulling om het lijden te verlichten en rust en ontspanning te brengen. Veelgebruikte vormen van complementaire zorg zijn:
- massage, vooral van handen en voeten;
- aromatherapie met etherische oliën;
- ontspanningsoefeningen;
- muziek;
- gebruik van kruiden.

Verder lezen?
www.complementairezorg.nl

5.4.4 ZORG EN AFSCHEID NEMEN NA OVERLIJDEN

Sterven is een proces waar mensen tijd voor nodig hebben en dat ieder in zijn eigen tempo en op zijn eigen manier doet, hoe ernstig beperkt iemand ook is. Is de cliënt eenmaal overleden, dan kan hij in de meeste gevallen in zijn eigen kamer worden opgebaard met behulp van een begrafenisondernemer. Andere cliënten kunnen dan ook op hun eigen manier afscheid nemen.

Rituelen zijn belangrijk bij het verwerken van emoties die gepaard gaan met afscheid nemen. Mensen met een verstandelijke beperking maken vaak meer gebruik van rituelen omdat hun verbale communicatiemogelijkheden beperkter zijn. Rituelen helpen hen om verdriet een plek te geven, bijvoorbeeld door een kaars aan te steken, een fotoalbum te bekijken of een verjaardag of sterfdag te herdenken. Het geeft veiligheid en ordent de ingewikkelde werkelijkheid.

Rituelen moeten passen bij de belevingswereld van een cliënt. Verbeelden past daar vaak heel goed in. Dat betekent vaak dat de rituelen eenvoudig en herkenbaar moeten zijn. Cliënten kunnen dan zelf iets ervaren en meedoen. Mogelijke rituelen bij overlijden zijn:

- de kamer sfeervol aankleden met persoonlijke spullen en muziek;
- voorwerpen in de kist meegeven;
- een afscheidsdienst met persoonlijke accenten;
- een herdenkingstafel met spullen maken;
- foto's maken of bekijken;
- samen iemands kamer opruimen;
- voorlezen en bidden.

Verder lezen?
www.palliatievezorg.nl

6 Begeleiding en communicatie

Contacten met andere mensen dragen in belangrijke mate bij aan ieders levensgeluk en aan de kwaliteit van het bestaan. Een mens heeft andere mensen nodig om zich te kunnen ontplooien, maar ook om op te kunnen steunen in moeilijke tijden. Als we iets voor een ander betekenen, dan geeft ons dat een goed gevoel. In het leven van iemand met een verstandelijke beperking komen heel wat mensen voorbij; denk alleen al aan het aantal hulpverleners. Daarbuiten is het aantal relaties echter vaak beperkt.

Om volwaardig te kunnen deelnemen aan de samenleving heeft iemand een sociaal netwerk nodig. Begeleiders hebben een taak om te blijven zoeken naar mogelijkheden om dat netwerk te verdiepen of uit te breiden. Zo kan bijvoorbeeld contact worden opgenomen met een datingbureau speciaal voor mensen met een verstandelijke beperking. De eigen manier van communiceren is voor mensen met een verstandelijke beperking een belemmering bij het opbouwen van relaties. Dit vraagt van begeleiders een weloverwogen manier van benaderen. Hiervoor zijn verschillende methoden ontwikkeld, die in dit hoofdstuk aan bod komen.

6.1 Communicatie

Gerard (25 jaar) heeft een matige verstandelijke beperking en kan niet praten. Ook geluiden kan hij niet maken. Hij begrijpt wel heel veel van wat anderen tegen hem zeggen. Dat blijkt uit zijn reacties. Hij geniet van aandacht en gezelligheid, en zit dan met een brede lach in een stoel heen en weer te bewegen. Als hij geïrriteerd is, kan hij boos met zijn voet stampen of steeds weer de aandacht van de begeleider opeisen door die bij de arm te pakken en zijn wens kenbaar te maken. Dat doet hij dan met eenvoudige gebarentaal of met zijn communicatieboek. Daarin zitten foto's

> en pictogrammen die Gerard kan aanwijzen en die een handeling uitbeelden.

Communicatie is het uitwisselen van informatie en vormt de bevestiging van iemands zelfbeeld. Mensen met een verstandelijke beperking communiceren op verschillende manieren en niveaus. We onderscheiden twee manieren van communiceren, namelijk verbaal (of vocaal) en non-verbaal (of non-vocaal). Voor de niveaus volgen we in dit boek de indeling van Shane, die kijkt naar begrip van de omgeving.

- Het *non-symbolische niveau* omvat de niet-talige communicatie. De persoon communiceert niet gericht naar de ander, met een doel.
  In de vocale communicatie gaat het dan om geluiden zoals huilen, lachen, klakken en grommen en andere klanken. Non-vocaal gebruikt iemand lichaamstaal, voorwerpen, geuren, gezichtsuitdrukking en spierspanning.
- Het *presymbolische niveau* omvat de voortalige of eenvoudige communicatie. Hierbij gebruikt de persoon gerichte communicatiemiddelen. In de vocale communicatie gaat het om het nadoen van geluiden, het uiten van afkeer en het trekken van de aandacht. Non-vocaal gebruikt iemand bijvoorbeeld foto's, pictogrammen of tekeningen.

> **Pictogrammen**
> Pictogrammen worden gebruikt in combinatie met gesproken of geschreven woorden. De cliënt kan er pas betekenis aan geven na regelmatige herhaling van deze combinatie. Zo krijgt de cliënt de kans om het pictogram te herkennen en het zich eigen te maken.

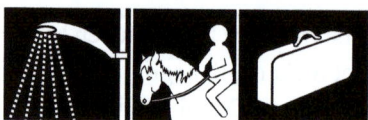

Figuur 6.1 Pictogrammen

Bron: Pictogenda.nl.

- Het *symbolische niveau* omvat volledige communicatie in een taal zoals wij die gebruiken, gericht op het overbrengen van een boodschap. In de vocale communicatie gaat het om spreken, roepen en zingen. De non-vocale communicatie bestaat uit gebarentaal en schrift.

Door een cliënt in te delen in een van deze niveaus kan de begeleider gericht communicatiemiddelen inzetten op het niveau van de cliënt, zodat die de boodschap begrijpt. Hierdoor is de communicatie effectief en draagt bij aan het welzijn van de cliënt. Concreet betekent dit dat de begeleider aandacht moet schenken aan:
- *lichaamshouding en (natuurlijke) gebaren*, omdat verbale communicatie een minder grote rol speelt, zijn cliënten extra gevoelig voor signalen die gegeven worden door het lichaam;
- *oogcontact*, in onze cultuur een wezenlijk maar vaak onderschat middel om contact te maken;
- *geuren en kleuren*, bij verminderde werking van andere zintuigen kunnen geuren en kleuren gericht worden ingezet om de stemming van een cliënt te beïnvloeden;
- *geluidjes maken*, eventueel met materiaal, ook hierin kan de begeleider aansluiten bij de cliënt door dezelfde geluiden te maken;
- *tijd en aandacht voor de ander*, aanpassing op het begripsniveau en tempo van de cliënt;
- *gebruik van foto's en pictogrammen*, door deze aan te wijzen of op borden en dagoverzichten te gebruiken;
- *eenvoudig taalgebruik*, moeilijke woorden zullen eerder onrust geven;
- *zich verdiepen in de cliënt*, meer kennis van de cliënt en diens communicatiemogelijkheden maakt dat de begeleider daar beter op kan aansluiten;
- *spreektempo*, in veel gevallen zal dit wat trager moeten zijn om de cliënt de tijd te geven de informatie te verwerken;
- *lichamelijk contact*, mensen met een verstandelijke beperking zijn hier over het algemeen vrijer in, en de begeleider zal zijn eigen gewoonten en eventuele weerstand moeten overwinnen om daarbij aan te sluiten;
- *achtergrondgeluiden*, deze kunnen juist een storende factor zijn voor de cliënt omdat hij niet goed de belangrijkste informatie kan filteren.

Verder lezen?
http://verstandelijkebeperking.mysites.nl
http://www.lichaamstaal.nl

6.2 Benaderingswijzen

Wanneer een cliënt niet of onvoldoende in staat is zijn wens of ongenoegen op een heldere manier duidelijk te maken, is er sprake van een communicatiestoornis. Dit kan leiden tot gedragsproblemen, of tot moeilijk verstaanbaar gedrag. Zeker bij een laag ontwikkelingsniveau heeft de cliënt geen besef van het effect dat zijn gedrag op anderen heeft. Om dit gedrag dan toch te begrijpen en hierop in te spelen zijn verschillende methoden ontwikkeld die we 'benaderingswijzen' noemen.

Een benaderingswijze is een manier om probleemgedrag om te buigen naar gewenst gedrag. Er zijn veel methodieken, van therapieën gericht op denken (cognitieve therapieën) tot gedragstherapieën. In de nu volgende paragrafen is een aantal methodieken uitgewerkt die veel worden gebruikt in de VGZ.

Verder lezen?
www.methodieken.nl

6.2.1 STAPPENPLAN OMGAAN MET PROBLEEMGEDRAG

Voordat een methode kan worden gekozen, is het belangrijk kennis en vaardigheden te ontwikkelen die zijn gericht op het communiceren met de cliënt. Het Stappenplan Omgaan met Probleemgedrag van Hoogstraten (2010) ondersteunt begeleiders in hun handelen bij probleemgedrag van cliënten, liefst vanuit een multidisciplinaire aanpak. Begeleiders worden hierdoor uitgedaagd om met een andere blik te kijken naar hun cliënt. Het plan werkt met de volgende stappen:

- *voorbereiding*: het probleemgedrag wordt ingebracht in een teamvergadering;
- *de probleemsituatie in kaart brengen* aan de hand van de 'checklist probleemgedrag' (zie tabel 6.1);
- *multidisciplinaire benadering*: laat relevante disciplines nader onderzoek doen en meedenken;
- *het gedrag begrijpen*: alle informatie wordt bij elkaar gebracht en er wordt een analyse gemaakt en conclusies worden getrokken;
- *het te bereiken doel bepalen*: afgebakende en realistische doelen stellen;
- *acties en maatregelen bedenken*: de doelen omzetten in concrete activiteiten;
- *de afspraken uitvoeren*: het hele team zit op één lijn in de benadering van de cliënt;

- *de resultaten bekijken*: na een afgesproken tijd wordt geëvalueerd op basis van doelgerichte rapportages;
- *conclusies trekken*: zo nodig wordt het doel en/of de activiteiten bijgesteld.

Het probleemgedrag wordt bepaald door een aantal factoren vanuit de omgeving en vanuit de cliënt. In tabel 6.1 zijn deze factoren aangegeven in een 'checklist probleemgedrag'. Deze kan worden gebruikt om het gedrag in kaart te brengen.

Tabel 6.1 Checklist probleemgedrag		
	omgeving	cliënt
fysieke omgeving	geluid privacy licht ruimte kleur hulpmiddelen	
sociale omgeving	medebewoners personeel anderen	
daginvulling	wensen keuzes daginvulling personele mogelijkheden	wensen belasting
lichamelijke factoren		medische diagnose beperkingen ongemakken slapen dieet medicatie
persoonlijke factoren		levensloop persoonlijkheid levensstijl
psychische factoren		psychiatrische diagnose

De laatste weken is Gerard snel geïrriteerd, wil niet meer deelnemen aan gezamenlijke momenten in de woning als koffie drinken en eten. Begeleiders besluiten in een teamvergadering om het Stappenplan Omgaan met Probleemgedrag te gebruiken om de oorzaak en aanpak van het probleem helder te krijgen. Er wordt een overleg gepland met het team, de logopedist en de orthopedagoog. Ter voorbereiding zal iedereen de 'checklist probleemgedrag' invullen. In de vergadering zullen alle bevindingen gedeeld worden. Jan vult hem ook in. Hij gaat alleen in op zaken waarin de laatste weken volgens hem verandering is geweest. Hij is benieuwd waar de anderen mee komen.

Tabel 6.2 Checklist probleemgedrag Gerard

	omgeving	cliënt
fysieke omgeving	geluid: er is een nieuwe cliënt in de groep komen wonen met een hard en hoog stemgeluid kleur: een wand in de huiskamer heeft een verfje gekregen, wijnrood	
sociale omgeving	medebewoners: nieuwe bewoner die nogal aanwezig is met haar stemgeluid	Gerard heeft meer behoefte om zich terug te trekken van de groep
daginvulling	personele mogelijkheden: vanwege ziekte zijn op de dagbesteding van Gerard twee tijdelijke krachten aangenomen	
lichamelijke factoren		
persoonlijke factoren		persoonlijkheid: Gerard zoekt meer zijn eigen weg en zijn eigenheid, maakt meer gebruik van zijn kamer en kiest de laatste tijd uitdrukkelijk welke kleren hij wel of niet aan wil
psychische factoren		

Verder lezen?
www.kennisbankzorgvoorbeter.nl
Hoogstraten, C., Koedoot, P., Stelt, I. van der & UnikenVenema, N. (2010). *Stappenplan Omgaan met Probleemgedrag*. Utrecht: Vilans.

6.2.2   METHODE VLASKAMP

> Victor (35 jaar) is ernstig meervoudig beperkt. Hij zit de hele dag in een orthese – een rolstoel die naar zijn lichaam gevormd is – en kan moeilijk contact maken met anderen. Victor krijgt sondevoeding door een PEG-katheter, rechtstreeks in zijn maag. Hij heeft een bosje plastic sleutels waar hij erg aan gehecht is. Victor maakt door geluidjes duidelijk hoe hij zich voelt. Dit zijn subtiele piepjes en kreuntjes, en om die te herkennen moet je Victor goed kennen.

De Methode Vlaskamp is door Carla Vlaskamp ontwikkeld voor mensen met ernstige meervoudige beperkingen (EMB). De kerngedachte is om de vaak zeer beperkte ontwikkelingsmogelijkheden van deze cliënten zo volledig mogelijk te benutten. Vooral de mogelijkheden om relaties met anderen te ontwikkelen worden aangegrepen. De methode wil een optimale ontwikkeling creëren met behulp van methodische zorgverlening (zie paragraaf 3.3). De methode besteedt extra aandacht aan het stellen van concrete en individuele ontwikkelingsdoelen. Deze doelen worden vervolgens in hele kleine stapjes uitgewerkt, de zogeheten werkdoelen. Die kleine stapjes worden daarna volgens een strak schema geëvalueerd, waarbij doorgaans periodes van twee tot vier weken worden aangehouden. De werkdoelen worden ingedeeld in de volgende aandachtsgebieden:
- motorische, zintuiglijke of cognitieve functies;
- aanpassingsgedrag gericht op het ontwikkelen van praktische dagelijkse vaardigheden;
- sociale vaardigheden;
- lichamelijke en geestelijke gezondheid;
- omgeving van de cliënt.

De kwaliteit van leven en de ontwikkeling van vaardigheden staan steeds centraal.
Voor Victor zijn de volgende werkdoelen gesteld:
- Victor heeft minimaal drie keer per dag oogcontact met een begeleider;
- Victor kan over vier weken zijn sleutelbos aan een begeleider geven (als begin van spel).

Voor de begeleiders betekent dit dat ze de cliënt heel goed moeten observeren om erachter te komen waar de ontwikkelingsmogelijkheden liggen. Het kost veel tijd en geduld om een ernstig meervoudige beperkte cliënt te (leren) kennen. De uitdaging is om ontwikkelingsmogelijkheden bij de cliënt te zien en te gebruiken, hoe klein deze ook zijn.

Verder lezen?
www.opvoedingsprogramma.nl

6.2.3 GENTLE TEACHING

> Theo (28 jaar) is ernstig autistisch en verstandelijk beperkt. Doordat hij de wereld om zich heen niet goed begrijpt, raakt hij snel in paniek. Dan slaat hij zichzelf en anderen en is de situatie erg onveilig voor iedereen. Met medebewoners heeft hij nauwelijks contact. Theo heeft een vaste dagstructuur, waarin hij 's ochtends wandelt en 's middags activiteiten doet als muziek, schilderen en kleien. Begeleiders proberen vanuit de uitgangspunten van Gentle Teaching meer gevoel te creëren tussen bewoners onderling en tussen begeleiders en Theo. Zij zullen twee keer per dag individueel op vriendelijke toon met Theo gaan praten, hem aanraken en hem aankijken op een manier die van respect en liefde getuigt. Als Theo hier positief op reageert, willen ze samen met de andere cliënten momenten inbouwen van handen vasthouden, aardige dingen zeggen over elkaar en elkaar aankijken.

John McGee ontwikkelde Gentle Teaching vanuit zijn theorie van wederzijdse afhankelijkheid. Het uitgangspunt is dat ieder mens ernaar verlangt om zich veilig en geliefd te voelen bij anderen en zich verbonden wil voelen met die ander. De methode is ook goed toepasbaar bij mensen met moeilijk verstaanbaar gedrag. Belangrijke normen in deze theorie zijn:
- respect;
- solidariteit;
- menselijke waardigheid;
- rechtvaardigheid;
- onvoorwaardelijke waardering;
- vriendschap en verbondenheid;
- warmte.

Deze normen zijn belangrijk voor de begeleiders, maar ook voor de cliënten onderling. Als verzorgende kun je de cliënten leren wat wederzijdse afhankelijkheid voor ze kan betekenen. Concreet: laat de cliënt ervaren wat bijvoorbeeld vriendschap betekent. Wat hij van anderen mag verwachten en wat hij hierin kan doen. Hiermee is Gentle Teaching een van de weinige methoden die zowel op individueel niveau als op groepsniveau bruikbaar is.

Om bovenstaande uitgangspunten uit te dragen kan de begeleider in de dialoog met de cliënt drie communicatiemiddelen gebruiken:
– de handen: om cliënten aan te raken;
– de mond: om niet alleen inhoudelijk, maar ook in toonzetting contact te maken;
– de ogen: om iemand aan te kijken.

In alle drie de vormen van communicatie kan liefde en vriendschap worden getoond. Vanuit veiligheid en vertrouwen kan daarna positief gedrag worden ontwikkeld.

Verder lezen?
www.gentleteaching.nl

6.2.4 TOTALE COMMUNICATIE

> Birgit (8 jaar) is ernstig verstandelijk beperkt. Zij kan niet praten en begrijpt geen gebaren of pictogrammen. Zij zit graag met een klein balletje in haar hand. Begeleiders hebben dit balletje als uitgangspunt genomen om de communicatie met Birgit uit te bouwen. Nu heeft ze ballen in alle vormen en maten, waarmee gegooid, gekneed en muziek gemaakt kan worden. Er hangt ook een bal aan een veer aan het plafond. Birgit vindt het prachtig om daar tegenaan te slaan, helemaal als hij dan ook nog het hoofd van iemand anders raakt.

Totale Communicatie wordt gezien als een basishouding in de omgang met mensen met een verstandelijke beperking. Er wordt gebruikgemaakt van meerdere communicatievormen tegelijkertijd. Een belangrijk uitgangspunt van Totale Communicatie is het bewustzijn dat alles wat je doet communicatie is. Daaronder valt dus praten, luisteren, plaatjes aanwijzen en een gebaar maken, maar ook alles wat we rekenen onder 'gedrag'. En met 'gedrag' bedoelen we dan houding,

intonatie, bewegingen en handelingen. Totale Communicatie gaat uit van drie principes:
- de interactie met een cliënt wordt aangepast op diens communicatieniveau;
- de omgeving wordt betrokken in de communicatie;
- er wordt verbale en non-verbale communicatie gebruikt.

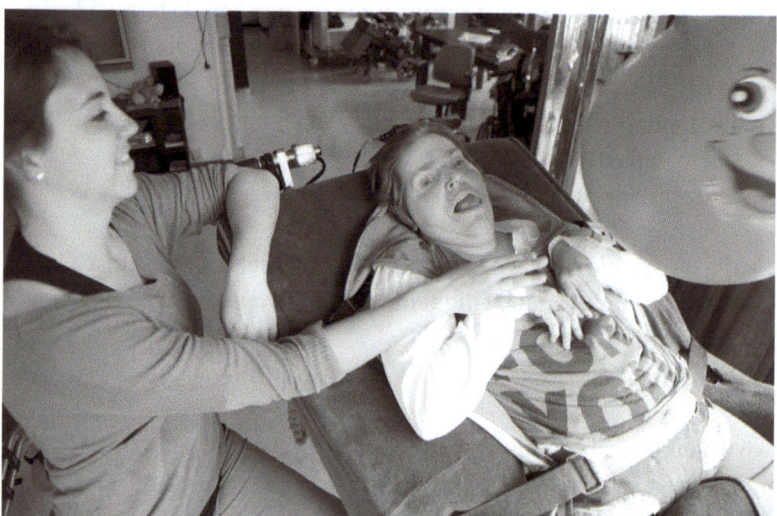

Figuur 6.2 *Een bal als communicatiemiddel*

Verder lezen?
http://www.bosk.nl/Totale%20communicatie/7615

6.2.5 METHODE HEIJKOOP

> Bep (45 jaar) is licht verstandelijk beperkt en sterk wisselend in gedrag. Het ene moment zit ze vriendelijk te praten met een begeleider of cliënt, het volgende moment schreeuwt en scheldt ze erop los. Medebewoners worden daar onzeker van en een paar begeleiders hebben al een melding ingevuld omdat zij vonden dat het gedrag van Bep tegenover hen echt te ver ging. Omdat de aanleiding voor haar agressieve gedrag niet altijd duidelijk is, wordt het gedrag een week lang op video opgenomen. Het team komt daarna bij elkaar om met de orthopedagoog te kijken naar het gedrag van Bep en naar dat van de begeleiders. Alle begeleiders vinden dit toch wel spannend, ze voelen zich kwetsbaar.

De methode die is ontwikkeld door Jacques Heijkoop wordt ook wel 'anders kijken naar ...' genoemd. Begeleiders worden geprikkeld om te kijken vanuit het perspectief van de cliënt. Probleemgedrag ontstaat door aantasting van het zelfvertrouwen. Dat moet dus worden hersteld. De methode Heijkoop is bij uitstek een methode die om teamprocessen vraagt. De methode gaat uit van de vastgelopen situatie en niet alleen van het (probleem)gedrag van de cliënt. Om nieuwe openingen te creëren waarin vertrouwen weer een plek kan krijgen, start de methode Heijkoop met een videoanalyse. Vanuit een andere invalshoek wordt dan systematisch gekeken naar de cliënt en de opgenomen situatie. Die vernieuwde blik roept belangstelling op voor de cliënt, en geeft de opening voor verandering in gedrag bij begeleider en cliënt. De begeleiders beschikken over een aantal instrumenten.

– *Relatiebeheer*, waarbij begeleiders zich bewust worden van de invloed die hun eigen handelen heeft; dat wil zeggen dat een begeleider zichzelf goed moet kennen. Is hij bijvoorbeeld erg zachtaardig en heeft daardoor te weinig overwicht? Of is hij juist zelf erg aanwezig en krijgt de cliënt daardoor minder de ruimte?
– Probleemgedrag *observeren en analyseren*, en aan het gedrag betekenis geven voor zowel de cliënt als de begeleider.
– *Videotraining*, waardoor de begeleider zijn eigen gedrag kan beoordelen en analyseren met behulp van videobeelden.

Verder lezen?
www.heijkoop.nu

6.2.6 BASALE STIMULATIE

> Mark (23 jaar) is ernstig meervoudig beperkt. Zijn wereld is beperkt tot de beleving van zijn lichaam, een lichaam dat veel last heeft van spasmen. Sinds kort is er in de woonkamer van het huis waar hij woont een waterbed met waterkolommen en kleurlampen. Een plek waar de zintuigen van Mark geprikkeld kunnen worden door begeleiders. Van zijn moeder kreeg Mark heerlijke massageolie. Begeleiders merken dat Mark veel meer ontspant en de spasmen afnemen als ze hem op het waterbed leggen en delen van zijn lichaam masseren.

Basale Stimulatie is een benaderingswijze voor mensen met meervoudige beperkingen die zelf niet in staat zijn tot interactie. Basale Stimulatie is gericht op het behouden van waarneming en het uitlokken van beweging en communicatie.

Net als iedereen hebben ook mensen met ernstige meervoudige beperkingen behoefte aan een goede relatie met zichzelf en anderen. Met behulp van Basale Stimulatie worden de zintuigen geprikkeld. Zo wordt het voor meervoudig beperkte mensen mogelijk om meer contact te krijgen met zichzelf en de wereld om hen heen.

De benaderingswijze start bij de wens en de mogelijkheden van de cliënt. Kenmerkend is een respectvolle benadering op basis van gelijkwaardigheid. Concreet betekent dit dat de begeleider:

- lichamelijk contact kan maken, door massage of door de cliënt te helpen zijn eigen lichaam of dat van anderen aan te raken;
- bewegingservaringen en evenwichtservaringen kan opwekken, waardoor de cliënt de ruimte om zich heen ervaart (bijvoorbeeld door schommelen of houdingsveranderingen);
- trillingen teweeg kan brengen in het lichaam van de cliënt, door gebruik van een trilkussen, bruisbad, zang of ander geluid;
- een eigen weg zoekt in het contact maken met de cliënt en plezier beleeft aan het contact.

Verder lezen?
www.basale-stimulatie.be

6.2.7 GEDRAGSGERICHTE BENADERING

> Richard (55 jaar) is matig verstandelijk beperkt en heeft veel last van dwangmatig handelen. Of eigenlijk is het vooral de omgeving die er last van heeft, want Richard blijft maar om kusjes vragen. Er zijn strakke afspraken gemaakt met Richard op welke momenten van de dag hij een kus krijgt en van wie. Verder worden de kussen ingezet om Richard te belonen voor goed gedrag of om hem te straffen door hem zijn kus niet te geven bij ongewenst gedrag.

Deze vorm van begeleiden richt zich op het versterken van gewenst gedrag (belonen) of het afzwakken van ongewenst gedrag (straffen). Het doel is altijd om het gedrag te veranderen (gedragsmodificatie).

Wil deze vorm van begeleiding resultaat hebben, dan zal de cliënt gevoelig moeten zijn voor de straf of de beloning die wordt gegeven. Er bestaan dus geen standaarden voor. Het is belangrijk dat de straffen en beloningen methodisch worden ingezet, dus met een duidelijk doel voor ogen en een duidelijke omschrijving bij welk gedrag het moet gebeuren. Als deze methodiek ontbreekt, zijn cliënten afhankelijk van de willekeur van de begeleider op dat moment. Ook wordt het dan moeilijk om systematisch te evalueren.

Bij de inzet van straf of beloning is het raadzaam om de cliënt of zijn vertegenwoordigers hierin mee te laten denken. De maatregelen hebben meer effect als de cliënt zelf invloed heeft gehad op de vorm.

Als begeleider kun je de volgende maatregelen inzetten:
- belonen, bijvoorbeeld met een beloningssysteem;
- negeren, dit is eigenlijk een afgezwakte straf;
- begrenzen, afspraken maken over wat de cliënt wel of niet mag;
- voorbeeldgedrag geven, bijvoorbeeld pedagogisch mee-eten.

Verder lezen?
www.vgct.nl

6.2.8 METHODE URLINGS

> Gerda (42 jaar) heeft het syndroom van Down en is beginnend dementerend. In haar verwardheid wil ze niet meer mee naar de badkamer. Begeleiders respecteren dat en wassen haar nu al een paar weken op haar slaapkamer. Een begeleidster heeft veel met slechtzienden gewerkt en merkt op dat het misschien met de drempel te maken heeft bij de badkamer. Zij herinnert zich van de zus van Gerda een verhaal dat Gerda dol is op de kleur rood. Daarop wordt besloten de drempel rood te verven. Dat helpt Gerda over haar angst heen te komen.

Specifiek voor oudere en dementerende mensen met een verstandelijke beperking heeft Harry Urlings een methode ontwikkeld die gericht is op respectvol en methodisch begeleiden. De methode sluit aan bij de individuele wensen van de oudere cliënt en draagt bij aan een zo gelukkig mogelijke oude dag. De methode bestaat uit vier elementen.
- De *fenomenologische benadering* gaat uit van de beleving. De behoeften en beleving van de cliënt worden zo duidelijk mogelijk gemaakt, en zijn vervolgens het uitgangspunt van de begeleiding. 'Accepteren van de eigenheid' en 'respect' staan centraal.
- *Aanvullende benaderingswijzen*: de methode gebruikt onderdelen uit andere methodieken zoals Gentle Teaching en Totale Communicatie.

- Levensverhaal: gedetailleerde kennis van het leven dat de cliënt tot nu toe geleefd heeft, biedt handvatten voor goede zorg.
- De huidige behoeften, beleving en wensen.

Deze methode Urlings combineert dus enkele benaderingswijzen en past die flexibel toe. Afhankelijk van de vraag van de cliënt kiest men elementen uit deze benaderingswijzen.

Deze methode houdt rekening met de kennis en vaardigheden die bij de begeleider aanwezig zijn. Op die manier wordt er optimaal afgestemd op de situatie van de cliënt, waardoor deze de beste kansen heeft op een gelukkige oude dag. Dit betekent dat de organisatie (en de begeleider zelf) inzicht moet hebben in de competenties van de begeleiders.

Verder lezen?
Schim van der Loeff-van Veen, R.J. (2010). *Zorg voor de kwetsbare oudere.* Houten: Bohn Stafleu van Loghum
www.buro-urlings.nl

6.3 Fixatie

> Henri (67 jaar) is licht verstandelijk beperkt en woont sinds een half jaar in een regulier verzorgingshuis. Daar moet hij nog erg wennen. 's Nachts is hij aan het dwalen en stoort hij andere bewoners. Die hebben geklaagd en willen dat de deur van Henri 's nachts op slot gaat. De begeleiders twijfelen en weten niet goed welke stappen ze nu moeten ondernemen.

Soms bieden benaderingswijzen en andere hulpmiddelen toch niet genoeg houvast om de cliënt en/of zijn omgeving veilig te houden. Men moet dan overgaan tot vrijheidsbeperkende maatregelen. Vrijheidsbeperkende maatregelen gaan in tegen de fundamentele rechten van de mens en grijpen diep in op het fysieke en emotionele leven. In Nederland mogen vrijheidsbeperkende maatregelen dan ook alleen worden toegepast als er sprake is van een gevaar voor de cliënt, anderen of materiaal. Dit gevaar moet het gevolg zijn van een geestesstoornis.
In de Wet bijzondere opnemingen in psychiatrische ziekenhuizen (Wet BOPZ, zie paragraaf 8.1.2) zijn vier vormen van vrijheidsbeperking vastgelegd:

- *fixatie*, door middel van een onrustband, polsbandjes, buikriemen, bedhekken en een verpleegdeken, maar ook op minder uitgesproken manieren, bijvoorbeeld iemand in een diepe stoel tegen de tafel zetten of washandjes om de handen doen;
- *afzondering of separatie*, zoals de cliënt naar zijn kamer sturen of naar een aparte plek waar hij afgezonderd wordt van anderen;
- *medicatie toedienen zonder toestemming*, bijvoorbeeld door de medicijnen te verstoppen in het toetje of tegen de cliënt zeggen dat het een snoepje is;
- *gedwongen toedienen van voeding of vocht*, zoals sondevoeding toedienen aan een cliënt die niet meer wil eten.

Er zijn ook vrijheidsbeperkende maatregelen die niet in het kader van de Wet BOPZ worden geregeld. Denk hierbij aan medicatie die het gedrag beïnvloedt en aan domotica (alle automatisering in en om huis), die steeds meer wordt ingezet. Camera's en inluisterapparatuur worden gebruikt om 's nachts de veiligheid van cliënten te waarborgen. Verder kunnen individuele afspraken worden gemaakt over het beperken van drink- eet- of rookgewoonten.

De Wet BOPZ heeft de regelgeving rond vrijheidsbeperking strak vastgelegd omdat de kwaliteit van leven van de cliënt er meestal niet op vooruitgaat. Het toepassen van vrijheidsbeperkende maatregelen kan zelfs zeer gevaarlijk zijn. Zo zijn er in het verleden meerdere mensen overleden als gevolg van het gebruik van een onrustband.

Figuur 6.3 geeft een overzicht van de mate waarin verschillende vrijheidsbeperkende maatregelen worden toegepast in de VGZ.

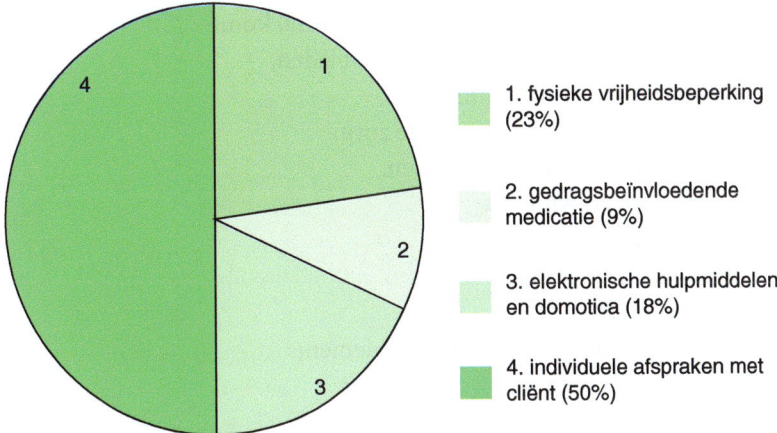

Figuur 6.3 *Vrijheidsbeperkende maatregelen in de VGZ*

Bron: Zorg voor vrijheid, 2008.

Als er vrijheidsbeperkende maatregelen worden genomen, moeten de volgende stappen worden gezet:
- risico's inventariseren;
- haalbare, concrete werkdoelen stellen;
- toestemming verkrijgen van een BOPZ-arts;
- maatregelen vastleggen in het zorgdossier;
- gesprek voeren met de cliënt en diens vertegenwoordigers;
- blijvend zoeken naar alternatieven;
- iedere drie maanden evalueren;
- multidisciplinaire benadering bij vrijheidsbeperking;
- medewerkers structureel scholen over vrijheidsbeperking;
- bouw en personeelsvoorziening zodanig inrichten dat vrijheidsbeperking kan worden teruggedrongen.

Bewust zijn van de maatregelen die worden genomen is een belangrijk element van de gedragscode bij vrijheidsbeperking. Het gevaarlijkst zijn situaties waarin men automatisch terugvalt op vrijheidsbeperking, omdat die al zo lang bestaat en niemand meer nadenkt over het hoe en waarom en over eventuele alternatieven. De mogelijkheid bestaat dan dat de maatregel niet meer nodig is of dat er inmiddels veiligere alternatieven zijn. In een cultuur waarin wel kritisch naar alternatieven wordt gekeken, zullen vrijheidsbeperkende maatregelen minder vaak worden ingezet. Er zijn voorbeelden van alternatieven die blijken te werken:
- accepteer een zeker risico, dat wordt overlegd en vastgelegd met familie en andere disciplines;
- een boxbed, waardoor fixatie in bed niet meer nodig is;
- een bed dat in totale laagstand tot de grond komt;
- veel en diverse buitenactiviteiten aanbieden;
- goed gevulde dagprogramma's;
- ondersteuning door dieren in de zorg;
- leefritme aan de cliënt aanpassen;
- veel en vaste vrijwilligers;
- huiselijke sfeer;
- kleinschalige groepen;
- snoezelstoel;
- observatielijsten voor gedragsproblemen;
- belevingsgerichte tuin.

Eigenlijk hoort het de uitdaging voor iedere begeleider te zijn om vrijheidsbeperking te voorkomen door nieuwe originele alternatieven te bedenken.

Verder lezen?
www.igz.nl
Zorg voor vrijheid: Terugdringen van vrijheidsbeperkende maatregelen kán en moet (2008). Den Haag: Inspectie voor de Gezondheidszorg.

6.4 Begeleiden van een groep

Mensen met een verstandelijke beperking wonen vaak in groepsverband. Zij hebben hun medebewoners meestal niet zelf uitgekozen. De interactie tussen zorgvragers verloopt met allerlei emoties, die de begeleider in goede banen moet leiden. Bij de ondersteuning is de methodiek individueel gericht, maar bij het gedrag van personen in een groep is groepsdynamica een essentieel aspect. Groepsdynamica zijn de processen die zich in een groep afspelen. Alle groepsleden hebben een bepaalde invloed op elkaar. Verantwoordelijkheid nemen om dit groepsproces te begeleiden betekent dat de begeleider spontaan moet kunnen inspelen op gebeurtenissen in de groep. Hij moet kunnen zorgen dat er iets gebeurt in de groep, door initiatief te nemen. Verder moet hij het in goede banen kunnen leiden als er dingen gebeuren tussen groepsleden.

Steeds meer woningen voor mensen met een verstandelijke beperking zijn kleinschalig opgezet. Dit betekent dat de begeleider vaak alleen werkt. De ervaring is dat alle cliënten zich met vragen en problemen tot die ene groepsleider wenden. Dit maakt de groepsleider aan de ene kant heel kwetsbaar, maar geeft hem aan de andere kant ook veel macht. De verantwoordelijkheid die dit met zich meebrengt, betekent voor de begeleider dat hij weerbaar moet zijn en zelfstandig moet kunnen werken. Conflicten tussen cliënten moet hij kunnen oplossen, en ook het gezamenlijk vormgeven van een leefklimaat wordt een gedeelde verantwoordelijkheid, samen met de cliënten. Om deze vaardigheden te ontwikkelen moet de begeleider kennis en kunde hebben op het gebied van groepsdynamica.

Groepsdynamica is onder te verdelen in drie deelgebieden, die hieronder verder zullen worden uitgewerkt:
- groepsconformiteit;
- groepsdruk;
- groepscohesie.

6.4.1 GROEPSCONFORMITEIT

Conformiteit wil zeggen dat het gedrag van de groepsleden in een bepaalde groep op elkaar gaat lijken. Dit ontstaat als een groep lange tijd bij elkaar is en vaste patronen in houding en gedrag gaan vertonen. Afhankelijk van het niveau van functioneren van de groepsleden kan dit verschillende oorzaken hebben:

- sociale druk om erbij te horen, speelt vooral bij licht verstandelijk gehandicapten;
- vermijden van conflicten, speelt op alle niveaus;
- gewoontevorming, als datgene wat altijd gebeurt in de groep de norm wordt;
- groot vertrouwen in de groep, waardoor afwijkend gedrag wordt vermeden;
- overnemen van negatief gedrag door andere groepsleden, als dit aandacht krijgt.

Hoe groepsleiders omgaan met groepsconformiteit is zeer afhankelijk van de methodische werkwijze die gekozen is. Daarnaast zijn groepsleiders zelf ook onderdeel van de cultuur en hebben ze onderling ook een groepsdynamisch proces. Dit betekent overigens niet dat al het aanpassend gedrag negatief is. Veel cliënten voelen zich veilig en vertrouwd door de vaste omgangsvormen en gedragingen binnen een groep. Wanneer de aanpassing plaatsvindt vanuit een onmachtpositie zal de groepsleider hierop actie moeten ondernemen door het gedrag bespreekbaar te maken met de desbetreffende cliënt, zijn vertegenwoordigers en in het multidisciplinaire team. Dit kan het geval zijn als een cliënt zich door een begeleider of medebewoner verplicht voelt om bepaald gedrag te vertonen, bijvoorbeeld roken of seksuele handelingen uitvoeren of op zijn kamer blijven.

6.4.2 GROEPSDRUK

In iedere groep ontstaan na verloop van tijd vaste rollen en verwachtingen. Ook hieraan ontlenen cliënten houvast. Vaste taken geven een gezamenlijke verantwoordelijkheid voor het huis en het wonen, zoals veel mensen thuis ook een taakverdeling hebben in wie de tafel dekt, het vuilnis buitenzet, de afwas doet en dergelijke.

Wanneer iemand druk van de groep ervaart door de verwachtingen die worden gesteld, zal de groepsleider dit aan de orde moeten stellen binnen de groep. Zo kan er worden gekozen voor een regelmatige 'huisvergadering', waarin taken en verwachtingen tegenover elkaar kunnen worden uitgesproken.

6.4.3 GROEPSCOHESIE

Cohesie is het 'wij-gevoel' binnen een groep, dat een gevoel van eenheid geeft. Om dit gevoel te hebben moet er een onderlinge verbondenheid zijn. Bij mensen met ernstige beperkingen zal dit gevoel minder aanwezig zijn, omdat hun wereld niet verder reikt dan hun eigen lichaam of omdat ze zich niet kunnen inleven in een ander. In groepen met cliënten van hoger niveau zal er vooral een samenhang zijn tussen bewoners en groepsleiders, maar minder tussen de cliënten onderling. Hoe hoger het niveau van functioneren, hoe meer groepscohesie er over het algemeen zal zijn tussen cliënten onderling. De begeleiding zal dan ook meer op afstand staan, waardoor er tussen de cliënten een onderlinge afhankelijkheid ontstaat. Als degene die de boodschappen moet doen zijn taak niet heeft gedaan, ondervindt degene die kookt daar de gevolgen van en heeft ieder groepslid er uiteindelijk last van. Vaak zal de verbondenheid met de groepsleiding sterker zijn, maar soms zullen cliënten voor elkaar opkomen en juist tegen de groepsleiding een gezamenlijk standpunt innemen. Dit betekent dat de begeleider vanuit de teamgedachte moet werken, ook al werkt hij op dat moment alleen. Een positieve groepscohesie kan verder worden gestimuleerd door gezamenlijk activiteiten te ondernemen en cliënten te stimuleren contact met elkaar te maken.

6.4.4 STRUCTUUR BIEDEN

Omgaan met groepsprocessen gebeurt in veel woningen door structuur aan te bieden. Daaronder kunnen verschillende dingen vallen:
- een *voorspelbare dagindeling* geeft veel cliënten steun, omdat ze minder goed om kunnen gaan met onverwachte dingen.
- *vaste regels en afspraken*, waarbij het belangrijk is om onderscheid te maken vanuit welke motieven die regels worden ingesteld:
  - om de cliënt sociaal gedrag te leren;
  - om de cliënt waarden en normen bij te brengen;
  - om de leefbaarheid op de groep te verbeteren;
  - om de werksituatie voor begeleiders overzichtelijk te houden;
- *eenduidige houding van de begeleiders*, waardoor het cliënten duidelijk is dat ze verschillende begeleiders op dezelfde manier kunnen benaderen en dat dezelfde regels en afspraken worden gehanteerd;
- *minder prikkels in huis*, door tijdig op te ruimen, dingen op vaste plaatsen te leggen en een vaste, overzichtelijke indeling te hanteren.

Verder lezen?

Remmerswaal, J. (2006). *Begeleiden van groepen: Groepsdynamica in praktijk*. Houten: Bohn Stafleu van Loghum.

Multidisciplinaire zorg

7.1 Inschakelen van medische zorg

Als de gezondheidssituatie van een patiënt snel verandert, is meestal snel actie van de begeleider nodig en moet hij zo spoedig mogelijk een arts inschakelen. Als de situatie zich langzaam wijzigt, moet de begeleider de situatie goed blijven observeren en tijdig hulp inschakelen wanneer zijn kennis en kunde tekortschieten. In beide situaties moet de begeleider de situatie goed kunnen inschatten. Daarvoor heeft hij een zekere medische basiskennis nodig.

Om een situatie goed in te schatten is het van belang dat de basisgegevens van de cliënt aanwezig zijn. Deze worden periodiek bijgehouden in het ondersteuningsplan. Hierin staan in ieder geval lengte en gewicht. In geval van een reeds bestaande ziekte kunnen ook de normale polsslag, bloeddruk en temperatuur, en eventueel ademhaling, saturatie (verzadiging van het hemoglobine met zuurstof), medicatiegebruik en eerder doorgemaakte ziekten of aandoeningen in het ondersteuningsplan staan. Deze informatie is nodig om tijdig te kunnen inschatten of een situatie verslechtert door hem te vergelijken met het normale beeld.

Wanneer de gezondheidstoestand van een cliënt verandert, moet men nieuwe informatie verzamelen over de huidige situatie. Die nieuwe informatie wordt verkregen door een of meer van de volgende handelingen uit te voeren:

- vraag zo mogelijk de cliënt of hij ergens last van heeft, zoals hoofdpijn, buikpijn, andere pijn, ziek gevoel;
- vertel de cliënt welke handelingen verricht gaan worden;
- leg de cliënt in een rusthouding, mits dit mogelijk en toelaatbaar is;
- meet de lichaamstemperatuur;
- tel de polsslag en de ademhaling;
- meet de bloeddruk;
- meet de saturatie, indien nodig;
- observeer op huidskleur, kortademigheid en huiduitslag;

- observeer op (klam) zweten, aanwezigheid of vermoeden van pijn;
- observeer op passiviteit;
- observeer op veranderd slaappatroon of sufheid;
- observeer op bewustzijn of kortademigheid;
- observeer op spierspanning of vreemde zwellingen;
- let op bijzonderheden in eet- of drinkpatroon;
- kijk zo nodig naar de ontlasting: samenstelling, consistentie, kleur, aanwezigheid van diarree, obstipatie, pus, wormen, maden, bijmenging van bloed;
- kijk zo nodig naar de urine: samenstelling, kleur, geur, helderheid en hoeveelheid;
- kijk zo nodig naar braaksel: samenstelling, eventuele bijmenging van bloed of gal;
- kijk zo nodig naar vaginale afscheidingen: witte vloed, menstruatie;
- let op de gemoedstoestand en/of de stemming;
- noteer in het dossier alle relevante gegevens.

Op basis van de verkregen gegevens kunnen de volgende acties worden ondernomen:
- besluit of er een arts moet worden ingeschakeld;
- formuleer rustig en duidelijk het probleem en de vragen, noteer eventuele opdrachten of instructies van de arts;
- lees deze opdrachten en/of instructies hardop voor aan de arts;
- laat het aan de arts weten als iets niet goed is begrepen;
- schat de behoefte van de cliënt op dat moment zo goed mogelijk in: wil hij in bed blijven of niet, kan hij naar zijn werk?
- houd toezicht op de cliënt en stel hem gerust;
- noteer in het dossier de ondernomen acties, instructies en afspraken.

Na verwijzing door een reguliere huisarts kan een consult worden aangevraagd bij een arts verstandelijk gehandicapten (AVG). Deze heeft zich gespecialiseerd in de achtergronden van verstandelijke beperkingen, psychische aandoeningen, zintuigstoornissen, epilepsie en andere neurologische stoornissen. Veel AVG's zijn in dienst van een instelling voor verstandelijk gehandicapten, maar sommigen werken ook vanuit het ziekenhuis, in nauwe samenwerking met andere specialisten.
Slechte communicatie tussen de begeleiding en de arts of verpleegkundige kan tot risicovolle situaties leiden. Daarom is het vooral in crisissituaties nodig om eenduidig, consequent en snel te communiceren over de conditie van de cliënt. In de Verenigde Staten is de SBAR-

methode ontworpen om structuur in de communicatie te brengen (zie figuur 7.1):
- *situation*;
- *background*;
- *assessment*;
- *recommendation*.

Vertaald naar de Nederlandse situatie zou de afkorting dus eigenlijk SABA moeten zijn (situatie, achtergrond, beoordeling, aanbeveling), maar toch gebruiken we ook hier de Engelse afkorting SBAR.
Met name in kritische situaties kan de SBAR-methode de communicatie verbeteren en daarmee de patiëntveiligheid verhogen. De methode is ontwikkeld voor gebruik in het ziekenhuis, maar kan in aangepaste versie in vele settings gebruikt worden.

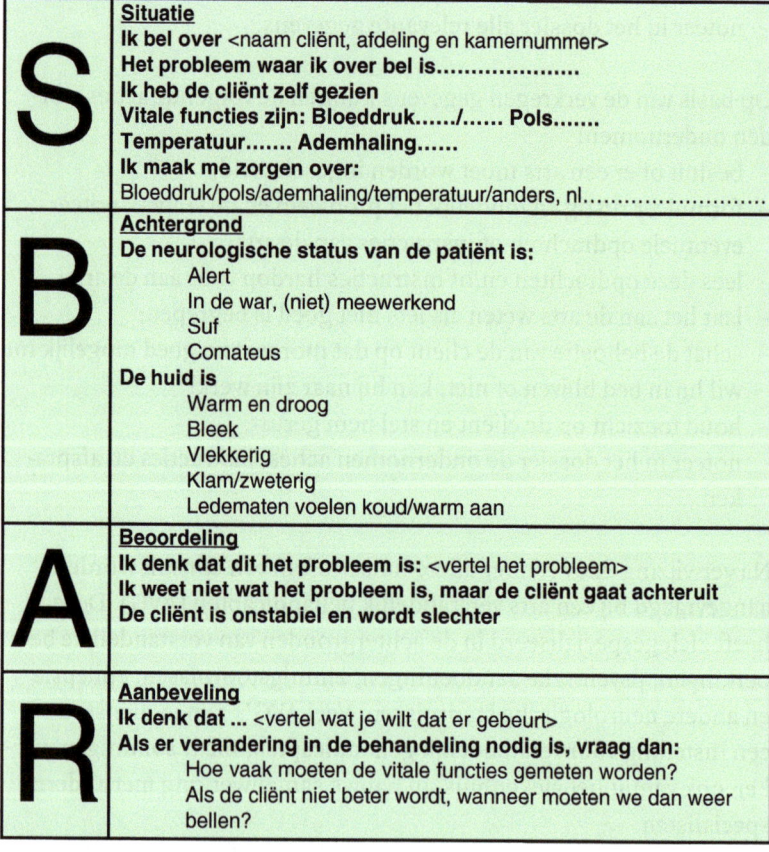

Figuur 7.1 De SBAR-methode

Verder lezen?

Jüngen, IJ.D. (2007). *Algemene ziekteleer*. Houten: Bohn Stafleu van Loghum.

Halen, N. van, & Jüngen, IJ.D. (2009). *Anatomie voor niveau 3*. Houten: Bohn Stafleu van Loghum.

7.2 Paramedische zorg

> Jeroen (62 jaar) heeft een matige verstandelijke beperking en heeft sinds een aantal jaren de ziekte van Alzheimer. Hij is onlangs twee keer gestruikeld en de groepsleiding is bang dat hij zijn heup nog zal breken. De fysiotherapeut ontdekt een scheefstand in zijn voeten en laat orthopedische schoenen aanmeten. De ergotherapeut leert Jeroen intussen met een rollator te lopen, zowel binnen als buiten. Verder kauwt hij slecht op zijn eten en de laatste tijd verslikt hij zich steeds vaker. Begeleiders vragen daarom het eet- en drinkteam om advies.

Paramedische zorg kan op verschillende gebieden een bijdrage leveren aan het welzijn en de gezondheid van de cliënt, en ook de begeleiders ondersteunen in de dagelijkse zorg aan cliënten. Onder paramedische zorg worden de volgende disciplines verstaan:
- fysiotherapie;
- ergotherapie;
- logopedie;
- diëtetiek.

7.2.1 FYSIOTHERAPIE

Een fysiotherapeut biedt cliënten ondersteuning bij bewegingsbeperkingen en bij chronische ziekten. Daarnaast kan hij begeleiders adviezen geven over houding, beweging, tillen en verplaatsen. Voor kantoorpersoneel kan de fysiotherapeut werkplekadvies geven. Preventief kan de fysiotherapeut ondersteuning bieden bij maatregelen gericht op valpreventie en conditieverbetering van ouderen. Fysiotherapeuten in de VGZ hebben over het algemeen een gespecialiseerde opleiding gevolgd. Daarin hebben ze geleerd problemen op fysiek, sensorisch (tastzin), emotioneel en communicatief vlak te ondersteunen.

Steeds meer cliënten maken gebruik van fysiotherapie. Dat komt door de toenemende vergrijzing, maar ook doordat mensen met een verstandelijke beperking moeite hebben om voldoende lichaamsbewe-

ging te krijgen. Bij de volgende aandoeningen kan een fysiotherapeut ondersteuning bieden:
- *COPD en andere longaandoeningen*, de fysiotherapeut kan ademhalingsoefeningen geven en cliënten leren of helpen ophoesten;
- *depressie*, aangetoond is dat een goed bewegingsprogramma de behandeling ondersteunt;
- *diabetes mellitus*, specifieke conditietraining kan de bewegingsstoornissen veroorzaakt door de verminderde doorbloeding van spieren en zenuwen beperken;
- *autisme en ADHD*, aanraking en lichaamservaring verbeteren de verwerking van prikkels uit het eigen lichaam en uit de omgeving;
- *spasmen en vergroeiingen*, ernstig meervoudig beperkte cliënten kunnen worden behandeld met doorbewegen, een therapiebad om vrijer te bewegen of men kan advies vragen over aangepast schoeisel in samenspraak met de orthopedisch schoenmaker;
- *niet-aangeboren hersenletsel*, niet meer functionerende ledematen worden doorbewogen en de cliënt leert omgaan met hulpmiddelen;
- bij *ouderdomsgerelateerde bewegingsklachten*, zoals artrose of oedeem, en problemen met opstaan en lopen, kunnen fysiotherapie-oefeningen de bewegingsbeperking minder maken;
- ondersteuning van de *revalidatie* na bijvoorbeeld een CVA of een heupprothese;
- *ziekte van Parkinson*, door het oefenen van bewegingen kunnen vaardigheden zoals omrollen, lopen, gaan zitten en staan behouden blijven.

7.2.2 ERGOTHERAPIE

Een ergotherapeut ondersteunt mensen die problemen hebben bij het uitvoeren van hun dagelijkse activiteiten. Dit kan op alle vlakken liggen, zowel thuis als op het werk. De ergotherapeut adviseert en begeleidt de cliënt in praktische oplossingen voor deze dagelijkse problemen. Hierbij maakt hij vaak gebruik van hulpmiddelen. Veelgebruikte hulpmiddelen in de zorg voor mensen met een verstandelijke en lichamelijke beperking zijn:
- een driewieler of zijwielen op de fiets;
- medicijndoos;
- aangepaste kleding die in een rolstoel makkelijk kan worden aangetrokken;
- bedhekkussens ter bescherming;
- valhelm;
- orthese bij vergroeiingen;
- trippelstoelen;

- badlift;
- douchebrancard of douchestoel;
- hulpmiddelen bij eten en drinken.

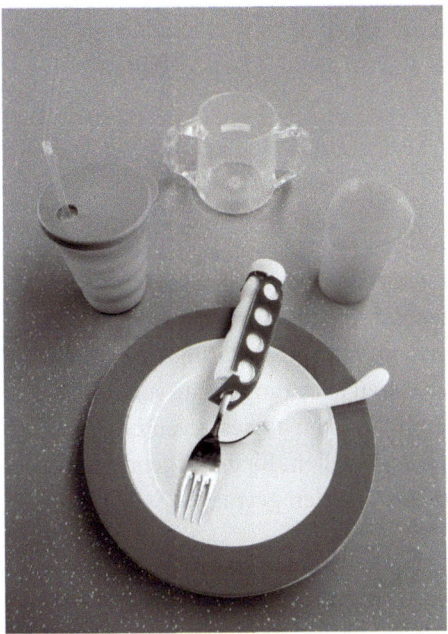

Figuur 7.2 *Aangepast servies*

Verder lezen?
www.gehandicapten-hulpmiddelen.startpagina.nl

7.2.3 LOGOPEDIE

Een logopedist houdt zich bezig met communicatieproblemen op het gebied van gehoor, spraak en taal, en met stem-, eet- of drinkproblemen. Hij kan helpen communicatieproblemen in kaart te brengen en een behandeling aan te geven. Zo'n behandeling kan bestaan uit spraakoefeningen of leren omgaan met gebaren. De logopedist kan ook helpen met het aanreiken van ondersteunende communicatiemiddelen voor de begeleiding en familie, zoals pictogrammen, foto's of voorwerpen (Totale Communicatie, zie ook paragraaf 6.2.3).

Bij gehoorproblemen begeleidt de logopedist de cliënt bij een audiologisch onderzoek. Als men besluit tot een proefperiode met een gehoortoestel, dan geeft hij uitleg over het gebruik en het onderhoud hiervan.

Mensen met een verstandelijke beperking hebben regelmatig eet- en drinkproblemen. Als een cliënt zich regelmatig verslikt, of niet of moeilijk eet, kan de begeleider hulp vragen bij de logopedist. Deze kan op basis van observatie en analyse een advies geven. Vaak ligt de oorzaak in een slikstoornis of verstoorde mondmotoriek. De logopedist kan oefeningen geven of hulpmiddelen aanreiken om de situatie te verbeteren. In dit traject maakt de logopedist vaak onderdeel uit van een speciaal team dat zich richt op eet- en drinkproblemen en waarvan meestal ook een gedragsdeskundige en een diëtiste deel uitmaken.

Verder lezen?
www.compleet-logopedie.nl

7.2.4 DIËTETIEK

Een diëtist is deskundig op het gebied van voeding en diëten. Lichamelijke of psychische problemen kunnen bij mensen met een verstandelijke beperking invloed hebben op hun spijsvertering en eetgedrag. De diëtist kan in die gevallen adviseren over aangepaste voeding. Daarnaast kan hij begeleiders die zelf koken advies geven hoe zij een volwaardig weekmenu kunnen samenstellen. Bij de volgende aandoeningen kan het advies van een diëtist worden gevraagd:

– over- of ondergewicht;
– decubitus of andere wonden;
– sondevoeding;
– diabetes mellitus;
– hoge of lage bloeddruk;
– maag- en darmklachten;
– allergieën;
– slikstoornissen;
– epilepsie;
– spasticiteit en spasmen;
– gedragsproblemen.

Zie voor meer informatie over eetproblemen paragraaf 4.1.
De diëtist zal een behandelvoorstel doen, waarbij hij rekening houdt met de leefwijze van de cliënt. De voeding moet goed van kwaliteit en samenstelling zijn en voldoende calorieën bevatten. Daarnaast is het belangrijk dat het voedsel er aantrekkelijk uitziet en dat men rekening houdt met de persoonlijke voorkeuren van een cliënt.

Verder lezen?
www.dietistvg.nl

7.3 Activiteiten en zinvolle dagbesteding

> Stefan (33 jaar) is zeer ernstig verstandelijk gehandicapt en beleeft de wereld als een baby. Zijn lichaam is zijn wereld, maar hij is spastisch, verlamd, heeft epilepsie en is vrijwel blind. Stefan haalt de hele dag zijn eten op, ook dat is babygedrag. Sinds een paar weken ziet de groepsleiding kans om na het eten een activiteit met Stefan te doen. Ze gaan met hem wandelen of gaan naar de eigen snoezelruimte. Sindsdien lijkt de gewoonte om zijn eten op te halen te zijn afgenomen.

Mensen met een verstandelijke beperking zijn in meer of mindere mate afhankelijk van begeleiders om iets te kunnen beleven. In een woning zijn groepsleiders vaak druk bezig met huishoudelijke en verzorgende taken en komen daardoor minder toe aan het aanbieden van activiteiten. Daarnaast is het voor hen soms moeilijk om activiteiten te bedenken die passen bij het ontwikkelingsniveau van de cliënt. De spelontwikkeling bij mensen met een verstandelijke beperking verloopt eigenlijk niet anders dan bij kinderen van dezelfde ontwikkelingsleeftijd die geen handicap hebben. Het verschil is vooral dat kinderen met een beperking veel trager zijn in hun ontwikkeling. Alle mensen spelen en kunnen zich daarin ontwikkelen.

Omdat spelen de algehele ontwikkeling van iemand ondersteunt, levert dit een belangrijk aanknopingspunt voor begeleiders voor het aanbieden van activiteiten. Spelen helpt om ingrijpende ervaringen emotioneel te verwerken. Door fysiek bezig te zijn wordt ook spelenderwijs de motoriek geoefend. En door te spelen worden sociale rollen en vaardigheden geoefend. Het gaat daarbij vooral om de communicatie tijdens het spel. Als ze in een spel bezig zijn, krijgen cliënten minder de kans zich af te sluiten van hun omgeving of dwangmatig gedrag te vertonen. Dwangmatig gedrag ontstaat vaak doordat bepaald speelgoed veiligheid en zekerheid biedt. Dat wil een cliënt vervolgens niet meer loslaten. Door met andere voorwerpen of op andere manieren te spelen, kun je hem leren dat ook andere voorwerpen en manieren die veiligheid kunnen bieden.

Voorbeelden van activiteiten die met een cliënt kunnen worden gedaan, zijn:
- spelvarianten met een bal;
- gebruik van materialen om te voelen;
- spel maken van huishoudelijke activiteiten;

- massages van verschillende lichaamsdelen met verschillende materialen;
- elkaar aanraken en samen bewegen;
- bellen blazen;
- geluiden maken;
- spelen met voedsel.

Naast deze spelactiviteiten, die door begeleiders in de woning gedaan kunnen worden, is er ook professionele activiteitenbegeleiding, die activiteiten aanbiedt voor iedere cliënt naar behoefte en niveau. De aangeboden spelactiviteiten zijn onder te verdelen in:
- auditief (met geluid);
- visueel (met plaatjes);
- motorisch (met bewegingen).

Afhankelijk van de mogelijkheden en behoeften van de cliënt kiest de begeleiding tussen deze verschillende manieren van spelen.

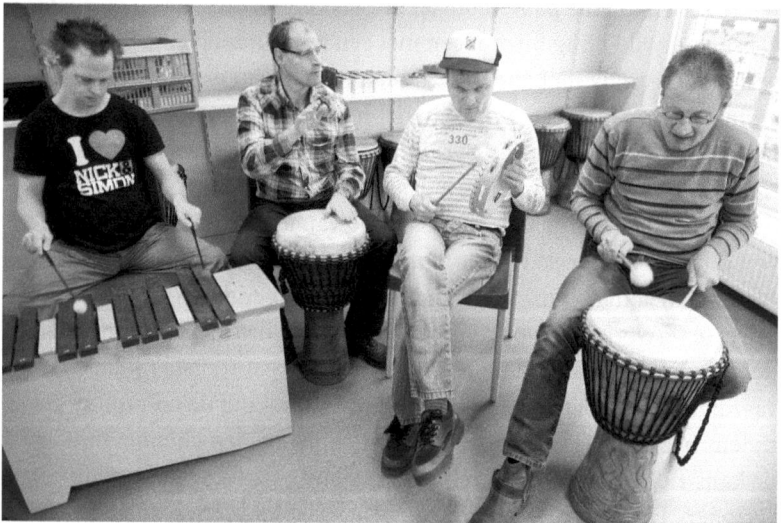

Figuur 7.3 Een muziekgroep als spelactiviteit

Het doel van de activiteitenbegeleiding is de cliënt zich verder te laten ontwikkelen en mee te laten doen aan een zo normaal mogelijk maatschappelijk leven. Hierin kan de cliënt leren, ontmoeten, zinvol bezig zijn en een dagstructuur krijgen. Als de mogelijkheden het toelaten kunnen de activiteiten zich ontwikkelen tot een begeleide of zelfstandige baan. Begeleide activiteiten worden steeds meer geïntegreerd in

de maatschappij en hebben inmiddels hun maatschappelijk nut bewezen. Enkele voorbeelden zijn:
- kaarsen maken;
- houtsnijwerk maken;
- kunst maken;
- in- of uitpakwerk doen;
- werken in een horecabedrijf, speciaal voor mensen met een verstandelijke beperking.

Verder lezen?
Aron, D., Bex, S., Dewaelheyns, D., Lavrijsen, H., Missotten, A & Vanbrabant, R. (2009). *Vrije tijd en vrijetijdsbesteding binnen een leefgroep.* Hasselt (B): Katholieke Hogeschool Limburg.
Hellendoorn, J., Berckelaer-Onnes, I.A. van, & Baartman, H. (1998). *Speciaal spel voor speciale kinderen.* Houten: Bohn Stafleu van Loghum.
www.sensomotorische-integratie.nl

7.4 Psychologische zorg

Psychologische zorg kan worden gegeven als een cliënt emotionele problemen ervaart. Deze kunnen zijn ontstaan door een specifieke situatie, maar er kan ook spontaan een periode optreden waarin een cliënt zich gespannen of verdrietig voelt. Er kan dan een negatief zelfbeeld ontstaan of iemand kan last krijgen van angsten. Voor mensen met een verstandelijke beperking, die moeilijker gevoelens kunnen verwoorden, is psychologische hulp dan gewenst. De psychologisch hulpverlener kan in gesprekken, oefeningen, rollenspellen of andere werkvormen de cliënt meer inzicht geven in zijn problemen. Hierdoor kan de cliënt weer evenwichtiger functioneren, is zekerder van zichzelf en kan omgaan met de gevoelens die hij op dat moment heeft. Voor meer informatie over psychische problemen zie paragraaf 5.1.

7.5 Orthopedagogische zorg

> Bart (40 jaar) functioneert op het verstandelijk niveau van een baby van 3 maanden. Hij is lichamelijk helemaal afhankelijk en zit in een rolstoel. Bart is heel angstig en kan heel hard gaan schreeuwen. Soms is de reden daarvan onduidelijk. Begeleiders roepen de hulp van de orthopedagoog in. Na drie weken observatie met behulp van een camera blijkt dat Bart onrustig wordt als hij geluiden achter zijn rug hoort. Hij kan deze geluiden niet

> plaatsen en gaat schreeuwen. Er wordt een plan opgesteld waarin Bart altijd een plek in de woonkamer krijgt van waaruit hij iedereen kan zien.

De orthopedagoog is een opvoedkundige die de begeleiding helpt bij de ondersteuning van mensen met een verstandelijke beperking. Hij doet dit door te kijken naar hoe een cliënt zich ontwikkelt en op welk ontwikkelingsniveaus deze zit, en brengt die in verband met de in paragraaf 6.2 behandelde benaderingswijzen. Hij is vaak actief betrokken bij behandel- en ontwikkelingstrajecten en kan een bijdrage leveren aan het ondersteuningsplan.
De orthopedagoog onderscheidt zich van de andere gedragstherapeuten doordat hij niet de cliënt zelf behandelt, maar de begeleiders ondersteunt. Als een cliënt gedragsproblemen heeft, kan de begeleiding hulp krijgen van de orthopedagoog. Deze zal de situatie komen observeren en analyseren, en samen met de begeleiders concrete handvatten, omgangsregels en werkvormen richting de cliënt opstellen.

7.6 Maatschappelijk werk

> Bert en Martine (45 en 42 jaar) zijn licht verstandelijk gehandicapt. Ze hebben al vijftien jaar een relatie en wonen samen. Toen Bert twee jaar geleden een herseninfarct kreeg, raakte hij halfzijdig verlamd. Hij kan nog wel zelfstandig van zijn stoel naar de rolstoel en het bed komen. Hij heeft een blaaskatheter en regelmatig last van obstipatie. Door de gezondheidsproblemen van Bert veranderde er ook veel in hun relatie. Martine merkte dat hij van karakter was veranderd en voelde zich in een zorgrol gezet. Een broer van Bert heeft de hulp ingeroepen van een maatschappelijk werker. Die heeft gesprekken met het paar gevoerd, waardoor ze duidelijkheid kregen in hun relatie en in hun verwachtingen naar elkaar. Verder heeft ze gezorgd voor een flat in de buurt van een steunpunt, waar ze terechtkunnen voor begeleiding en zorg.

Een maatschappelijk werker kan ondersteuning bieden wanneer cliënten problemen hebben in hun sociale omgeving. Deze problemen kunnen zich voordoen in hun woonsituatie, werk, dagbesteding of vrije tijd. Ook mensen met een verstandelijke beperking die relatieproblemen hebben, kunnen terecht bij het maatschappelijk werk. Het doel van deze begeleiding is cliënten meer inzicht te geven in het probleem en ze nieuw gedrag of vaardigheden aan te leren om hiermee om te gaan. De maatschappelijk werker helpt de cliënt de relatie met zijn partner, werk, medebewoners of begeleiders te verbeteren.

Het verschil met psychologische hulpverlening is dat het maatschappelijk werk zich ook richt op materiële hulp, en dus ook kan kijken naar geldproblemen of problemen rond de woning.

De maatschappelijk werker is een spin in het web: hij is de centrale persoon die cliënten kan doorverwijzen naar de juiste hulpverlener. Hij kent het aanbod en kan dat optimaal laten aansluiten bij de vraag van de cliënt. Hij kan ook problemen aankaarten binnen een multidisciplinair team.

Verder lezen?
www.nim.nl

7.7 Levensbeschouwelijke ondersteuning

Levensbeschouwing gaat over de zin van het leven en het nadenken hierover. Mensen met een verstandelijke beperking vragen zich op hun niveau dingen over het leven af. Waarom is mijn moeder ziek? Waar is mijn medebewoner naartoe die overleden is? Wat betekent het dat mijn vrijwilliger niet meer komt? Wat gebeurt er als ik doodga?

De begeleider kan deze vragen, die invloed hebben op het welzijn van de cliënt, neerleggen bij een geestelijk verzorger. Een geestelijk verzorger kan de cliënt helpen om met deze levens- of geloofsvragen te leren omgaan. Deze hulp kan zich richten op spiritualiteit, rituelen en symbolen of op verhalen. Op ieder niveau van verstandelijk functioneren kan deze ondersteuning worden geboden. Als een cliënt het niet zelf kan verwoorden, kan de geestelijk verzorger de familie of begeleiders helpen bij het stellen van de juiste vraag en het zoeken naar een passend antwoord.

De volgende onderwerpen komen regelmatig aan bod:
- begeleiding tijdens een sterfbed en na het overlijden;
- vragen over grenzen en mogelijkheden in de dagelijkse ondersteuning;
- beslissingen rondom ziek-zijn en het levenseinde;
- vragen over geloof of over leven en dood;
- rituelen en symbolen om gevoelens uit te drukken.

De begeleiding kan cliënten bij deze levensvragen ondersteunen door een levensboek op te stellen. Omdat cliënten regelmatig verhuizen of op een gegeven moment geen familie meer hebben, is er niemand meer die hun achtergrond kent. Om dit te voorkomen kan een levensboek worden opgesteld, dat de begeleiders dan kennis biedt over de achtergrond en de levensbeschouwing van de cliënt zelf. Deze kennis is relevant, omdat de levensbeschouwing voor een groot deel wordt gevormd door iemands achtergrond en de omgeving waarin hij is opgegroeid.

7.8 Vertrouwenspersoon

> Carmen (25 jaar) heeft een lichte verstandelijke beperking en heeft begeleid werk in een haarcosmetisch bedrijf. Ze heeft een collega, Dirk, bij wie ze zich niet prettig voelt. Iedere keer als hij de kans krijgt geeft hij haar een tik op de billen en maakt hij seksueel getinte opmerkingen. Carmen weet niet goed raad met de situatie en durft er op haar werk of thuis niet over te praten, bang dat Dirk dat te horen krijgt. Ze heeft gehoord van een vertrouwenspersoon binnen de instelling waar ze woont en besluit die om advies te vragen.

Mensen met een verstandelijke beperking zijn vaak in meerdere of mindere mate afhankelijk van anderen. Als die ander dan gedrag vertoont wat de cliënt vervelend vindt, kan het lastig zijn om vanuit zo'n afhankelijke positie problemen of klachten aan te kaarten. Het is daarom belangrijk dat de cliënt in zijn omgeving een onafhankelijke vertrouwenspersoon heeft bij wie hij zijn verhaal kwijt kan. Iemand die altijd aan de kant van de cliënt blijft staan en hem helpt om de juiste oplossing voor zijn probleem te vinden.

Mensen met een verstandelijke beperking zijn vaak veel mondiger dan begeleiders denken. De klachten die zij hebben, kunnen gaan over ongewenst gedrag op het gebied van seksualiteit, discriminatie, pesten en agressie. Het gaat daarbij niet om de beoordeling van het gedrag zelf, maar om het feit dat de cliënt het als onprettig ervaart. De cliëntvertrouwenspersoon heeft de volgende taken richting de cliënt:
- informeren over zijn rechtspositie;
- helpen om zijn klacht te formuleren;
- emotioneel opvangen en ondersteunen;
- voorlichten over mogelijke stappen;

- de regie laten houden;
- doorverwijzen naar andere hulpverleners;
- waarborgen van de privacy van de cliënt.

Wet- en regelgeving

8

De dagelijkse verantwoordelijkheden van een zorgverlener worden mede bepaald door wet- en regelgeving. In de zorg zijn deze te onderscheiden in wetten en regels:
- wetten van de overheid;
- protocollen van de zorginstelling (geregeld in de Kwaliteitswet zorginstellingen);
- professionele standaarden van de beroepsorganisatie (zie paragraaf 8.3).

In wet- en regelgeving zijn de rechten en plichten van cliënten, zorgverleners, instellingen en familie vastgelegd. Wetgeving is er niet alleen om de zorgverlener verplichtingen op te leggen, maar ook om bescherming te bieden aan de zorgverlener en cliënten.
Bescherming van mensen met een verstandelijke beperking is noodzakelijk omdat dit een kwetsbare groep is. Immers, ze zijn afhankelijk van zorgverleners en kunnen moeilijk voor zichzelf opkomen. Ook is er in een zorgverlenerssituatie niet altijd direct toezicht aanwezig van collega's.
Aan de andere kant is ook bescherming van zorgverleners nodig. Zij lopen in de uitvoering van hun werk risico op fouten en/of klachten. Iedere zorgverlener is verantwoordelijk voor zijn eigen aandeel in een handeling. Die verantwoordelijkheid geldt zowel voor de taken die hij uitvoert, als voor de verantwoording die hij moet afleggen.
Wetgeving biedt de zorgverlener een houvast om zorg te leveren volgens vastgelegde normen en standaarden. De verantwoording van de geleverde zorg gebeurt bijvoorbeeld door een goede schriftelijke rapportage. Alle zorghandelingen die afwijken van het zorgdossier en alle medisch-technische handelingen moet de zorgverlener dagelijks vastleggen. Dit biedt openheid voor de omgeving van de cliënt, omdat de rapportage kan worden ingezien door familie en leidinggevende. Maar de rapportage biedt ook bescherming voor de cliënt, omdat de

rapportage ook kan worden gebruikt door een klachtencommissie, de inspectie of bij de rechter.

8.1 Belangrijkste wetten voor de VGZ

8.1.1 HET BURGERLIJK WETBOEK (BW), SPECIFIEK DE ONDERTOEZICHTSTELLING

> Fred (40 jaar) heeft de ziekte van Duchenne (spierdystrofie). Hij woont in een gezinsvervangend tehuis waar 24 uur per dag begeleiding is. Als de toestand van Fred verslechtert, komt de vraag aan de orde of hij een PEG-katheter zal krijgen of niet. Fred zelf is na voorlichting hierover niet eenduidig. Hij praat eigenlijk mee met degene die hij tegenover zich heeft op dat moment. Fred staat onder curatele. Wie neemt hier nu uiteindelijk de beslissing?

Curatele of ondertoezichtstelling (OTS) is een belangrijk juridisch aspect in de VGZ, omdat de meeste mensen met een verstandelijke beperking onder curatele staan. Curatele is een juridische maatregel, die in het Burgerlijk Wetboek is geregeld. De OTS is ingesteld om mensen te beschermen die niet goed zelf inschattingen kunnen maken, zodat anderen geen misbruik van hen of van de situatie kunnen maken. Curatele wordt meestal door familie of door de zorgvrager zelf aangevraagd. Meerderjarigen die onder curatele worden gesteld mogen niet meer zelf hun financiële en andere persoonlijke belangen behartigen. Men zegt dan dat zij niet handelingsbekwaam zijn. Dit betekent dat de onder toezicht gestelde toestemming moet vragen van de curator als hij rechtshandelingen wil verrichten. Rechtshandelingen zijn feitelijk alle (koop)overeenkomsten die je sluit. Een cliënt onder curatele zou dus officieel voor alle dingen die hij koopt toestemming moeten vragen aan de curator. Verder kan hij bijvoorbeeld niet zonder toestemming trouwen of een samenlevingscontract afsluiten of een testament maken.

Als iemand geen curator heeft, kan hij wel een bewindvoerder en/of mentor hebben. Een bewindvoerder handelt namens een cliënt die zijn financiële belangen niet zelf kan behartigen. Een mentor treedt op als cliënten hun persoonlijke belangen niet meer kunnen behartigen. Denk hierbij aan het kiezen van een eigen woonplek, een behandeling of een zorgvraag.

In het geval van Fred kan zowel een curator als een mentor kiezen of Fred een PEG-katheter krijgt of niet. Die beslissing heeft niets te maken met financiële belangen. In de praktijk zullen de wettelijk vertegenwoordiger, de arts en de begeleiders in samenspraak de argumenten voor en tegen afwegen om tot een gezamenlijk besluit te komen.

8.1.2 WET BIJZONDERE OPNEMINGEN IN PSYCHIATRISCHE ZIEKENHUIZEN (WET BOPZ)

> Peter (55 jaar) is een man met een matige verstandelijke beperking en autisme. Volgende week moet Peter aan zijn oog worden geopereerd en daarna mag hij een week lang niet aan zijn oog komen. Verband op het oog zal Peter niet accepteren; dat hoort daar niet, dus dat moet eraf. De groepsleiding wil dat Peter volgende week na de operatie met polsbandjes in bed wordt vastgelegd.

De Wet BOPZ regelt alles dat met dwang, drang of vrijheidsbeperking te maken heeft. De wet maakt onderscheid in fixatie, separatie, afzondering en het ongewild toedienen van geneesmiddelen, vocht of voeding. Ook regelt de Wet BOPZ onder welke omstandigheden deze maatregelen mogen worden toegepast.
In het geval van Peter, die vastgelegd gaat worden, moet van tevoren een aanvraag bij een BOPZ-arts van de instelling worden ingediend. Voor de BOPZ-handeling moet het huis waar Peter woont door de Inspectie voor de Gezondheidszorg zijn aangemerkt als BOPZ-locatie. Verder moeten de familie en de wettelijk vertegenwoordiger op de hoogte zijn gebracht. Ten slotte moet de maatregel met een Middelen-en-Maatregelenformulier aan de Inspectie worden gemeld.
Als de fixatie plaatsvindt voor een periode die langer duurt dan één week, dan moeten de Middelen en Maatregelen (M&M) in het zorgdossier worden vastgelegd. Omdat het in het zorgdossier komt, is er sprake van een zorgovereenkomst (zie paragraaf 8.1.3) en moet de wettelijk vertegenwoordiger met de behandeling instemmen. Wettelijk is vastgelegd dat op vastgestelde tijden door de BOPZ-arts moet worden geëvalueerd of de maatregel nog noodzakelijk is en moeten alternatieven worden overwogen.
Als er van tevoren geen M&M is geregeld, mag er alleen in geval van acuut gevaar een nood-M&M worden toegepast. In de VGZ is bijvoorbeeld sprake van acuut gevaar bij automutilatie (zelfbeschadiging) of agressie naar anderen. Ook in dat geval moet een BOPZ-arts zo spoe-

dig mogelijk toestemming geven en moeten de familie en de wettelijk vertegenwoordiger binnen 24 uur op de hoogte worden gebracht.

> **Wet zorg en dwang**
> De Wet BOPZ is in eerste instantie gericht op cliënten in de psychiatrie. Voor mensen met dementie en/of een verstandelijke beperking is een wetsvoorstel ingediend voor een nieuwe Wet zorg en dwang psychogeriatrische en verstandelijk gehandicapte cliënten, die voor deze groepen de Wet BOPZ zal gaan vervangen. De cliënten zullen door deze wet in hun rechten worden beschermd als er sprake is van vrijheidsbeperking of dwang. Verantwoording van maatregelen en vastlegging in het ondersteuningsplan blijft een belangrijk onderdeel van de wet. Een verschil is onder andere dat de nieuwe wet ook mensen beschermt die niet in een BOPZ-instelling zijn opgenomen, maar thuis of in een GVT wonen.

8.1.3 WET OP DE GENEESKUNDIGE BEHANDELINGSOVEREENKOMST (WGBO)

> Mieke (22 jaar) woont begeleid zelfstandig in een normale woonwijk met drie andere mensen. Er is veel onderling contact tussen families en bewoners. Mieke heeft vorige week een maagonderzoek gehad. Haar vertegenwoordiger had hiervoor toestemming gegeven. De moeder van haar huisgenoot Bart vraagt naar de uitslag van het onderzoek dat Mieke heeft gehad.

De WGBO schrijft voor dat iedere cliënt een zorgdossier heeft, waarin relevante gegevens staan. De uitslag van uitgevoerde onderzoeken staat dus in het dossier van elke cliënt. De WGBO bevat verder een aantal voorschriften, die de rechten van cliënten zo veel mogelijk moeten beschermen, namelijk:
– het recht op informatie en toestemmingsvereiste;
– het recht op geheimhouding;
– het recht op bescherming van de privacy;
– het recht op inzage in het dossier.

De WGBO betekent voor cliënten in de VGZ dat zij nog wel zelf over hun zorg en behandelingen kunnen en mogen beslissen. Zij blijven recht houden op het regelen van hun eigen leven. Om deze zelfbeschikking (of autonomie) te handhaven moet in de zorg zo veel mogelijk worden ingeschat of de cliënt zelf een keuze kan maken wat voor hem de beste zorg of behandeling is. Dit noemen we wilsbekwaamheid. Afhankelijk van de situatie dient de zorgverlener met een arts, psycholoog of orthopedagoog te overleggen of de cliënt wilsbekwaam is voor een bepaalde beslissing. Vaak gebeurt dit in een multidisciplinair overleg (MDO). Er wordt dan gekeken of iemand de informatie die afgestemd is op zijn niveau kan vertalen naar een goede beslissing. Als de cliënt niet wilsbekwaam is, wordt zijn mentor of curator gevraagd de beslissing te nemen. Ook deze moet daarvoor de juiste informatie krijgen van de zorgverleners.

> In het geval van Mieke mag de begeleider informatie uit haar dossier alleen aan personen geven waarvoor Mieke toestemming heeft gegeven. Als zij hier zelf geen inschatting over kan maken beslist de wettelijk vertegenwoordiger.

8.1.4 WET OP DE BEROEPEN IN DE INDIVIDUELE GEZONDHEIDSZORG (WET BIG)

> Wilbert (34 jaar) is een ernstig meervoudig beperkte man met de verstandelijke vermogens van een baby. Omdat hij sinds kort diabetes mellitus heeft, moet zijn bloedglucose regelmatig gecontroleerd worden middels een vingerprik en moet er insuline onderhuids ingespoten worden. Niet alle zorgverleners van Wilbert zijn verpleegkundige of verzorgende, maar ze zullen toch glucose gaan prikken en insuline gaan spuiten.

Om de cliënt te beschermen tegen ondeskundig en onzorgvuldig handelen stelt de Wet BIG regels die bepalen wanneer beroepsbeoefenaren handelingen mogen uitvoeren en wanneer niet. Zo is injecteren door de wet aangemerkt als 'voorbehouden handeling'. Bloedglucose prikken is geen voorbehouden handeling, maar wel een handeling waaraan risico's verbonden zijn. Zorgverleners die een risicovolle of voorbehouden handeling uitvoeren, moeten altijd aan vier voorwaarden voldoen:

- er moet een *uitvoeringsverzoek van de arts* aanwezig zijn, waarin de arts schriftelijk vastlegt welke handelingen bij de cliënt moeten worden gedaan; dit verzoek kan een recept zijn of een speciaal formulier;
- *bewezen bevoegdheid*, een bewijs van kennis dat kan worden verkregen door een opleiding tot verzorgende of verpleegkundige of door een erkende interne cursus;
- *bewezen bekwaamheid*, een bewijs van regelmatig handelen dat kan worden verkregen door intercollegiale toetsing en door bijscholing;
- zorgverleners moeten het *protocol van de instelling* kennen en opvolgen.

De strafbepalingen in de Wet BIG gelden voor iedere zorgverlener die de regels van de wet niet naleeft, dus voor álle zorgverleners. In de VGZ werken veel begeleiders die niet zijn opgeleid tot verzorgende of verpleegkundige. Als deze begeleiders voldoen aan de vier bovenstaande eisen, mogen zij toch handelingen uitvoeren zoals injecteren, medicijnen geven, sondevoeding toedienen en de sonde inbrengen. Om precies te weten wie welke handelingen mag uitvoeren, moet men het instellingsbeleid raadplegen.

8.1.5 ALGEMENE WET BIJZONDERE ZIEKTEKOSTEN (AWBZ)

> De ouders van Peter willen hem graag thuis blijven verzorgen en vragen daarvoor een persoonsgebonden budget aan. Voortaan worden de thuiszorg, de fysiotherapeut en het logeerhuis van Peter betaald uit de AWBZ.

Iedere Nederlander die door ziekte of handicap afhankelijk wordt van langdurige en complexe zorg of ondersteuning vanwege een ziekte of een beperking is automatisch verzekerd op grond van de AWBZ. De AWBZ verzekert de zorg die niet door reguliere ziektekostenverzekeringen kan worden verzekerd, zoals opname in een instelling.
De AWBZ keert normaliter uit in natura, dus de kosten worden rechtstreeks aan de zorgverlener vergoed. De meeste cliënten in de VGZ zijn via de AWBZ verzekerd.
Als een cliënt thuis of zelfstandig woont, kan het handig zijn als hij zelf zijn zorg en zorgverleners kan regelen. Hiervoor kan hij een persoonsgebonden budget (PGB) aanvragen. De zorgvrager krijgt dan uit

de AWBZ een geldbedrag dat hij zelf kan besteden. Peter moet dus zelf de kosten van de zorgverleners betalen, uit zijn PGB-budget.
De politiek bekijkt op dit moment of er op het PGB kan worden bezuinigd. Hoe dit zal uitpakken, is nog niet in te schatten.

Verder lezen?
Buijse, A.M. (2008). Wet- en regelgeving en rechtspraak. In E. Poot, M. Adriaansen & J. Weststrate (Red.), *Decubitus te lijf: handboek decubituspreventie voor verpleegkundigen*. Houten: Bohn Stafleu van Loghum.
Hendriks, A.C. (2011). Toezicht op de kwaliteit en veiligheid van de zorg, met bijzondere aandacht voor de IGZ. *Ars Aequi*, juli/augustus.
http://www.hulpgids.nl
http://www.kennisring.nl
http://www.rijksoverheid.nl

8.1.6 KWALITEITSWET ZORGINSTELLINGEN (KWZ)

> Lien werkt sinds vier jaar als verzorgende in een woonhuis voor mensen met een matige verstandelijke beperking. Eén van de bewoners heeft diabetes mellitus. Sinds kort moet er bij hem insuline worden gespoten. Bij het verwijderen van de pen prikt Lien zichzelf per ongeluk aan het insulinenaaldje. Lien weet niet wat ze nu moet doen.

Binnen de instelling waar Lien werkt, moet een protocol aanwezig zijn dat aangeeft hoe Lien moet omgaan met prikaccidenten. Dit is verplicht gesteld door de Kwaliteitswet zorginstellingen. De KWZ verplicht zorginstellingen een kwaliteitsbeleid op te stellen en hun eigen kwaliteit te bewaken, te beheersen en te verbeteren. De instelling moet daarvoor aan vier eisen voldoen:
– verantwoorde zorg verlenen (goed niveau, doelmatig en patiëntgericht);
– beleid voeren dat op kwaliteit gericht is, wat betekent dat een instelling aan moet kunnen tonen hoe de kwaliteit wordt gegarandeerd en verbeterd;
– een kwaliteitssysteem hebben, waarin zich de protocollen bevinden;
– een jaarverslag maken, waarin de instelling naar buiten toe aangeeft hoe het met de kwaliteit gesteld is.

Ook moeten alle incidenten betreffende cliënten en/of medewerkers worden gemeld bij de Inspectie voor de Gezondheidszorg (IGZ).
Onder de noemer 'incidenten' vallen eenmalige incidenten, acute calamiteiten en incidenten die zich vaker hebben voorgedaan. Onder herhaalde incidenten valt bijvoorbeeld (seksueel) misbruik van een cliënt. De IGZ houdt toezicht op de kwaliteit door locaties te bezoeken en gesprekken te voeren met medewerkers.
De overheid schrijft niet precies voor aan welke veiligheids- en kwaliteitseisen een instelling moet voldoen. Het bieden van verantwoorde zorg is een plicht voor elke instelling en zorgverlener. Beroepsverenigingen en instellingen moeten daarom kwaliteitsstandaarden formuleren in de vorm van beroepsregels en protocollen.
Begeleiders en andere zorgverleners zijn verplicht zich op de hoogte te stellen en te blijven van aanwezige protocollen die relevant zijn voor het eigen werk. Dat betekent voor veelvoorkomende incidenten in de VGZ, zoals bijten, dat iedere instelling een protocol heeft over hoe om te gaan met een bijtincident. Ook moeten begeleiders en andere zorgverleners weten waar ze het betreffende protocol kunnen vinden. Als zich een situatie voordoet, moet er immers direct volgens protocol worden gehandeld. Een protocol is er om zowel de begeleider of zorgverlener als de cliënt te beschermen. Lien had zich op het moment dat ze ging spuiten op de hoogte moeten stellen van de relevante protocollen en waar zij die kon vinden. Interne bijscholing is een goed instrument om veelvoorkomende incidenten en de bijbehorende protocollen onder de aandacht van de werknemers te brengen.

8.1.7 WET MAATSCHAPPELIJKE ONDERSTEUNING (WMO)

De Wet maatschappelijke ondersteuning (Wmo) regelt welke vergoedingen mensen met een beperking krijgen voor de voorzieningen, hulp en ondersteuning die ze in de thuissituatie nodig hebben. Wmo-hulp kan worden aangevraagd bij de gemeente.
De Wmo maakt het mogelijk zorg of voorzieningen te vergoeden die niet vanuit de AWBZ wordt vergoed. De hoogte van de vergoeding hangt af van lokaal beleid. Enkele voorbeelden van zorg en voorzieningen zijn:
– huishoudelijke hulp, zoals hulp bij opruimen en schoonmaken;
– schuldhulpverlening;
– sociale dienst;
– verblijf in een instelling voor maatschappelijke opvang of vrouwenopvang;

- hulpmiddelen of vervoersvoorzieningen, zoals een gehandicaptenparkeerkaart;
- rolstoel;
- tilapparatuur;
- aanpassingen aan de woning, zoals een traplift of een verhoogd toilet;
- hulpmiddelen bij gehoor- en zichtproblemen;
- communicatiemiddelen, beeldscherm;
- mantelzorgondersteuning;
- inzet van vrijwilligers (oppas/gezelschap, begeleiding/coach, netwerkversterking);
- ondersteuning bij sociale contacten en vrijetijdsbesteding.

8.2 Indicatiestelling

De indicatie voor zorg vanuit de AWBZ wordt gesteld door het Centraal Indicatieorgaan Zorg (CIZ). Om de hoeveelheid zorg te laten aansluiten bij de ondersteuning die een cliënt nodig heeft, stelt het CIZ een indicatie. De indicatie, of herindicatie als de begeleidingsvraag verandert, kan worden aangevraagd door de cliënt, zijn wettelijke vertegenwoordiger of andere naaste, de huisarts of de instelling. Het CIZ kan een indicatie voor de volgende zorg of ondersteuning geven:
- *persoonlijke verzorging*, zoals hulp bij ADL;
- *verpleging*: medische hulp, zoals wondverzorging en sondevoeding, mits geïndiceerd;
- *verblijf in een instelling*, zoals een verpleeghuis, verzorgingshuis, instelling voor gehandicapten of geestelijke gezondheidszorginstelling;
- *behandeling*: herstel van een aandoening of voorkomen van verergering, bijvoorbeeld door het aanleren van vaardigheden en gedrag of het leren omgaan met woedeaanvallen;
- *begeleiding*: activiteiten gericht op zelfredzaamheid;
- *kortdurend verblijf* in een instelling.

De vier functies persoonlijke verzorging, verpleging, verblijf en behandeling zijn onderdeel van de AWBZ en worden de AWBZ-functies genoemd. De functies (extramurale) begeleiding en kortdurend verblijf worden door de gemeente vergoed op basis van de Wmo (zie paragraaf 8.1.7).
De omvang van de meeste functies wordt uitgedrukt in klassen: een gemiddeld aantal uren of aantal dagdelen per week. De omvang van de

AWBZ-functie verblijf (met bijbehorende zorgbehoefte) wordt uitgedrukt in zorgzwaartepakketten (ZZP's).
Het CIZ kan in de indicatie aangeven dat het goed is voor de cliënt om in een AWBZ-instelling te wonen. Dat heet 'zorg met verblijf'. Bij langdurig verblijf in een instelling krijgt de cliënt geen indicatie voor een functie, maar voor een zorgzwaartepakket. Een zorgzwaartepakket omvat wonen, zorg, diensten en dagbesteding, als dat aan de orde is.
De VGZ kent acht ZZP's:
- wonen met enige begeleiding;
- wonen met begeleiding;
- wonen met begeleiding en verzorging;
- wonen met begeleiding en intensieve verzorging;
- wonen met intensieve begeleiding en intensieve verzorging;
- wonen met intensieve begeleiding en verzorging en gedragsregulering;
- (besloten) wonen met zeer intensieve begeleiding, verzorging en gedragsregulering;
- wonen met begeleiding en volledige verzorging en verpleging.

De cliënt krijgt een schriftelijk indicatiebesluit, waarin staat wat zijn zorgzwaartepakket inhoudt. Meer informatie over de zorgzwaartepakketten is te vinden in de *Gebruikersgids verstandelijke beperking* van het College voor zorgverzekeringen (CVZ).
Het ministerie van VWS gebruikt de ZZP's om de budgetten voor zorginstellingen te bepalen. De hoogte van het budget van een instelling is afgestemd op de hoeveelheid zorg die een cliënt nodig heeft, zoals vastgelegd in het ZZP. Dit betekent dat begeleiders tijdig herindicatie moeten aanvragen, zodat de instelling voldoende budget krijgt voor de daadwerkelijke zorg.

> Patrick (45 jaar) heeft het syndroom van Down en heeft zichzelf lichamelijk altijd goed kunnen verzorgen. De begeleiding moest hem vooral stimuleren. Sinds een paar maanden snapt Patrick niet meer wat hij moet doen in de badkamer. Hij gaat ook niet meer naar het toilet, maar urineert gewoon ergens in de huiskamer. Groepsleiders moeten zijn dagelijkse zorg helemaal overnemen en ook nog alles achter hem opruimen. Dat is een behoorlijke taakverzwaring. De leidinggevende van de woning vraagt een herindicatie aan bij het CIZ voor de zorg aan Patrick.

Verder lezen?
Gebruikersgids verstandelijke beperking 2011. Diemen: College voor zorgverzekeringen. Verkrijgbaar via www.rijksoverheid.nl en via www.cvz.nl

8.3 Budgettering

> Nico werkt in een woning met vijf cliënten met een lichte verstandelijke beperking. Dit jaar hebben ze voor de zomervakantie een budget van € 2.000. Dit is los van personele kosten. Nico heeft de taak gekregen om te kijken wat er mogelijk is voor dat geld, zodat ze volgende week in de vergadering met cliënten een beslissing kunnen nemen. Hij gaat eerst een verdeling maken: wat kan hij besteden aan de verblijfslocatie en wat is nodig om te eten en leuke dingen van te doen.

Afhankelijk van het zorgzwaartepakket van een zorgvrager krijgt de instelling budget per cliënt. De zorg die wordt geleverd, moet dan ook in verhouding staan met de ZZP-score die iemand heeft. Voor begeleiders betekent dit dat er een vastgestelde hoeveelheid personeel in te zetten is. Daarnaast kunnen van dit budget middelen worden aangeschaft. Begeleiders moeten op afdelingsniveau budgetteren. Zij hebben onder andere een budget voor boodschappen, voor kleding, voor vakantie en voor aankleding van de woning. Deze budgetten zijn meestal door de instelling per woning of eenheid vastgesteld. De begeleiders kunnen op hun niveau hier nog wel keuzes in maken hoe dit verder is te besteden. Dit zal in overleg met het team en zo mogelijk met de cliënten gebeuren.

De besteding van een budget verloopt in vier fasen:
1 vaststellen van de belangrijkste uitgaven;
2 verdeling en besteding van het budget;
3 evaluatie en verantwoording van de besteding;
4 voorbereiden van nieuw budget voor de volgende periode.

Doordat een team een budget heeft voor activiteiten kan het invloed uitoefenen op de besteding daarvan. Bij de keuze voor de verdeling van het budget kan men kijken naar drie gebieden van invloed:
– *efficiëntie*: hoe kunnen we met het budget zo veel mogelijk doen?
– *effectiviteit*: hoe kunnen we met het budget zo veel mogelijk doelen uit het ondersteuningsplan behalen?
– *excellentie*: hoe kunnen we met het budget zo veel mogelijk voldoen aan de behoeften van de cliënt volgens de kwaliteitseisen?

Bezuinigingen betekenen een verlaging van het budget vergeleken met de periode daarvoor. Begeleiders zullen creatief moeten meedenken om met het kleinere budget rond te komen en toch aan de gevraagde kwaliteitseisen te blijven voldoen en zo veel mogelijk resultaat te leveren. Als zij zelf meedenken, kunnen ze invloed blijven houden op de uitgaven en dit geeft een grotere betrokkenheid en een positief gevoel. Bij bezuinigingen kan men letten op de volgende zaken:

- kunnen grote uitgaven worden aangevraagd op kosten van het budget van de organisatie?
- kunnen in de dagplanning pieken en dalen worden voorkomen door te schuiven met bepaalde werkzaamheden?
- kan voor bepaalde werkzaamheden goedkoper personeel worden ingezet?
- kan gebruik worden gemaakt van faciliteiten van de instelling?
- kan er worden bespaard op energieverbruik en energiekosten?
- worden er overbodige voorraden aangehouden?
- kan er zuiniger worden omgegaan met materialen?

Een opmerking die zorgverleners vaak maken als er moet worden bezuinigd is: 'Maar dat gaat ten koste van de kwaliteit'. Er zal altijd spanning zijn tussen de kwaliteit die zorgverleners willen leveren en het budget dat beschikbaar is. Belangrijke uitgangspunten bij het maken van financiële keuzes zijn het streven naar excellentie en de visie van de instelling. Beide kunnen alleen gerealiseerd worden als ze in heldere begrippen worden omschreven in ondersteuningsplannen en beleidsplannen.

Tabel 8.1 Hulp bij het opstellen van een budget						
omschrijving uitgaven	aantal personen in de woning					
	1	2	3	4	5	6
huishoudelijke uitgaven						
vrije tijd, sport en hobby						
zakgeld						
tv, radio, telefoon, internet						
kleding						
schoenen						
hygiëne						
voeding						
reserve						
totaal						

8.4 Verantwoorde zorg in de VGZ

> In het team waarin Maaike werkt, heeft de manager tijd en geld om te investeren in kwaliteitszorg. In de teamvergadering gaan ze met elkaar in gesprek over kwaliteit, om later een onderwerp te kiezen dat ze willen verbeteren. Er zijn veel verschillende meningen over kwaliteit:
> - 'Als aan de vragen van de cliënten wordt voldaan';
> - 'Als er geen klachten zijn van cliënten of familie';
> - 'Als alle zorg verantwoord wordt in het ondersteuningsplan';
> - 'Als alle medewerkers de cliënt hetzelfde benaderen';
> - 'Als de doelen uit het ondersteuningsplan worden behaald'.
>
> Het valt niet mee om een onderwerp te kiezen waar ze mee aan de slag willen.

Voor de begeleiders zijn er twee belangrijke standaarden in de zorg die aangeven wat verantwoorde zorg is. Dit zijn de *Nationale beroepscode van verpleegkundigen en verzorgenden* van Nu'91/VenVN (Utrecht, 2007) en het *Beroepsprofiel zorgkundige* van VenVN (Utrecht, 2012).

In de *Nationale beroepscode* is vastgelegd wat de belangrijkste normen en waarden zijn bij de uitoefening van het beroep. Veel zorginstellingen in de VGZ hebben de beroepscode aangevuld met een eigen gedragscode, waarin zij vastleggen hoe zij vinden dat je als zorgverleners onderling met elkaar en met de cliënten dient om te gaan. Het *Beroepsprofiel zorgkundige* van V&VN 2020 beschrijft de inhoud van het beroepsmatig verzorgen van cliënten. Het geeft aan welke vaardigheden je als zorgverlener nodig hebt om kwalitatief verantwoorde, effectieve én efficiënte ondersteuning te bieden. Planning en prioriteiten stellen zullen onderdeel zijn van het profiel.

Verder lezen?
Nationale beroepscode van verpleegkundigen en verzorgenden (2012). Utrecht: Nu'91.
Beroepsprofiel zorgkundige, Deel 2 (2012). Utrecht: V&VN 2012.

8.4.1 KWALITEITSZORG

Kwaliteitszorg is gericht werken aan kwaliteit volgens een kwaliteitszorgsysteem. Veel zorgsystemen gebruiken de cirkel van Deming om de kwaliteit van het proces te verbeteren (zie figuur 8.1 en tabel 8.2). Voor begeleiders in de VGZ ziet het er als volgt uit:

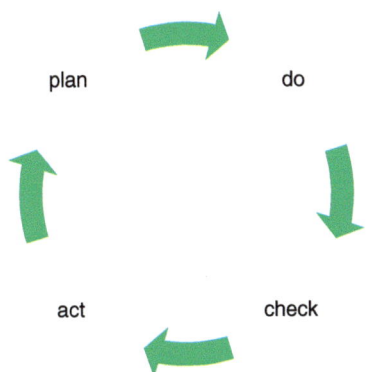

Figuur 8.1 *Cirkel van Deming*

Omdat het proces van kwaliteitsverbetering door een team wordt vormgegeven, heeft kwaliteitszorg niet alleen voordelen voor de cliënten, maar ook voor de medewerkers. Bij het opstellen van het systeem werken medewerkers uit verschillende lagen van de organisatie nauw met elkaar samen en kunnen zij gezamenlijk verbeteringen aanbrengen in het werk. Doordat alle medewerkers betrokken zijn, krijgen zij het gevoel meer invloed te hebben op hun werk. Ook zien zij dat hun werk direct samenhangt met het werk van anderen. Daardoor voelen alle disciplines, cliënten en management zich meer met elkaar verbonden en hebben ze meer begrip voor de motieven en handelingen van anderen.

Werken aan kwaliteit vereist een kritische en open houding van iedereen naar elkaar en naar zichzelf. Pas als het bespreekbaar is dat dingen beter kunnen, kan er worden gewerkt aan verbetering.

Richtlijnen en protocollen zijn documenten die altijd in ontwikkeling zijn. Dit betekent dat de documenten door verbeteringen in de organisatie aangepast kunnen worden. Ook kunnen begeleiders door zelf na te denken en kritisch te kijken voorstellen inbrengen om documenten of protocollen aan te passen. Hiervoor maakt de begeleider gebruik van de zaken die hij in het dagelijks werk hoort en ziet. Uiteindelijk beslist het management of de kwaliteitsfunctionaris wie het document moet aanpassen.

De Inspectie voor de Gezondheidszorg controleert structureel op verantwoorde zorg. De inspectie brengt bezoeken aan instellingen en controleert daarbij bijvoorbeeld of begeleiders voldoende op de hoogte

Tabel 8.2 De cirkel van Deming toegelicht

plan	do

— maak een plan met daarin het antwoord op de vragen:
  — wat is het probleem?
  — hoe groot is het probleem?
  — wat moet er veranderd worden?
  — wat willen we bereiken?
  — hoe kunnen we dat bereiken?
— verzamel gegevens over de huidige situatie en stel doelen
— bespreek het plan met alle betrokkenen
— verdeel de activiteiten: wie doet wat?
	— voer de verbeteringsactiviteiten uit die in het plan zijn opgesteld

check	**act**
— controleer of alles volgens plan is verlopen — meet het resultaat van de verbetering — vergelijk de resultaten met de oorspronkelijke situatie — toets de resultaten aan de doelen die zijn gesteld	— neem op basis van de analyse het besluit om de verbetering wel of niet door te voeren in het hele proces — of stel doelen en acties bij — blijf de kwaliteit ten aanzien van dit punt controleren — speel in op nieuwe gegevens en ontwikkelingen

zijn van bestaande procedures en protocollen die voor hun afdeling of groep cliënten van belang zijn. De begeleiders hebben de verantwoordelijkheid om zichzelf op de hoogte te stellen van bestaande richtlijnen, zowel binnen de instelling als binnen de beroepsgroep.

Verder lezen?
www.zichtbarezorg.nl

8.4.2 HARMONISATIE KWALITEITSBEOORDELING IN DE ZORGSECTOR (HKZ)

Kwaliteit is een onderwerp dat belangrijk is voor zorgverleners, omdat verantwoorde zorg op de werkvloer moet worden geleverd. Deze eis is in de KWZ vastgelegd. In deze wet staat dat een zorginstelling aantoonbaar aan kwaliteit moet werken. De Stichting Harmonisatie Kwaliteitsbeoordeling in de Zorgsector (HKZ) heeft hiervoor een model ontwikkeld dat zij beschikbaar stelt aan zorginstellingen (zie figuur 8.2). Op alle gebieden in dit model zijn invloeden op de dagelijkse

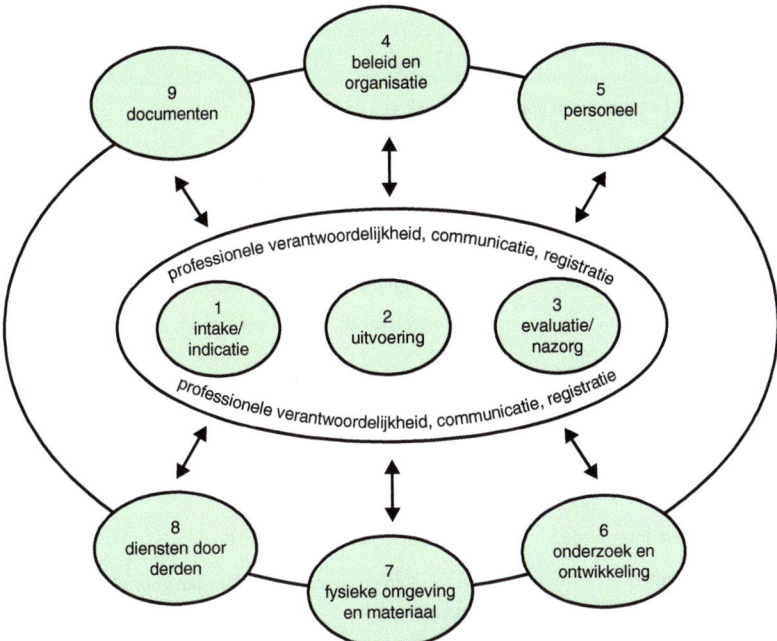

Figuur 8.2 Schematische weergave van het harmonisatiemodel

Bron: Stichting HKZ.

werkzaamheden van de begeleiders aan te wijzen. Tabel 8.3 geeft daar een aantal voorbeelden van.

Zodra het HKZ voor de instelling voldoende is uitgewerkt, wordt het getoetst door een daarin gespecialiseerd bureau. Dit bureau geeft de instelling na toetsing en natuurlijk na goedkeuring een certificaat. Voor HKZ-certificering moeten kwaliteitseisen schriftelijk worden vastgelegd. In teamverband wordt dan omschreven wat onder kwaliteit wordt verstaan. Voor de doelstellingen wordt vaak het SMART-principe toegepast (zie paragraaf 3.3).

Een misvatting is dat kwaliteitszorg gaat om dikke handboeken en formulieren. Het gaat er vooral om de werkzaamheden inzichtelijk te maken en meetbare kwaliteit te bieden die voldoet aan de eisen en wensen van de cliënten. Rien Brand verwoordde het duidelijk in *Markant* nummer 6 van 2011: 'Kwaliteit moet geen harnas zijn, maar een skelet. Ondersteunend maar niet zichtbaar'.

Tabel 8.3 Invloeden van het harmonisatiemodel op de dagelijkse werkzaamheden van begeleiders

onderdeel harmonisatiemodel	activiteit van de begeleider
1 intake/indicatie	opvolgen van de indicatie
2 uitvoering	uitvoeren van de dagelijkse werkzaamheden
2 evaluatie/nazorg	evaluaties en bespreking van het ondersteuningsplan
2 beleid en organisatie	ondersteuningsplannen en visie van de instelling
2 personeel	personeelszaken, zoals functie-eisen en arbeidsvoorwaarden
2 onderzoek en ontwikkeling	toepassen van nieuwe benaderingswijzen of werkwijzen
2 fysieke omgeving en materiaal	materiaalaanvraag en zorg voor de woning
2 diensten door derden	andere disciplines betrekken bij de zorg
2 documenten	protocollen en checklists die worden gebruikt in het dagelijks werk

Het team van Maaike komt uiteindelijk op de volgende doelstelling: 'Over drie maanden is met familie van alle cliënten een enquête ingevuld over de hygiëne in de woning.'

Verder lezen?
Brand, R. (2011). Kwaliteit in de gehandicaptenzorg. *Markant*, (6).

8.4.3 KWALITEITSKADER GEHANDICAPTENZORG

Het *Kwaliteitskader gehandicaptenzorg* geeft richtlijnen voor de kwaliteitseisen waaraan moet worden voldaan. Tot 2012 bestond dit kader onder andere uit een aantal indicatoren waarmee kwaliteit in de zorg in kaart is te brengen. Er wordt sinds 2011 gewerkt aan een nieuwe werkwijze met drie pijlers die inzicht geven in de kwaliteit van zorg.
– Pijler 1: kwaliteit op organisatieniveau.
– Pijler 2:
　a kwaliteit op cliëntniveau, jaarlijks een centraal thema;
　b cliëntervaringsgegevens, onder andere uit evaluaties en klachten.
– Pijler 3: relatie tussen de zorgprofessional en de cliënt.

De organisatie stelt binnen deze pijlers zelf kwaliteitseisen op die zij wil hanteren en toetsen. Het kwaliteitskader stelt dus niet de kwaliteitseis, maar biedt een instrument om kwaliteit meetbaar te maken en om structureel te werken aan kwaliteit. De Inspectie voor de Gezondheidszorg toetst inhoudelijk of de kwaliteit aan de landelijke wetgeving voldoet.

Verder lezen?
Kwaliteitskader gehandicaptenzorg (2012). Utrecht: Vereniging Gehandicaptenzorg Nederland.

8.4.4 KWALITEITSEISEN VANUIT DE ZORGVERZEKERAARS

Naast de kwaliteitseisen die het kwaliteitskader en de wetgeving stellen, moet de zorginstelling ook voldoen aan basiskwaliteitseisen die zorgverzekeraars kunnen stellen:
- het huis van de cliënt moet schoon zijn;
- er moet begeleiding zijn bij de invulling van het dagelijks bestaan;
- de cliënt moet schoon en verzorgd zijn;
- begeleiders letten op de gezondheid van de cliënt;
- de cliënt krijgt gezond eten en drinken;
- de instelling helpt bij deelname aan de samenleving zoals de cliënt dat wil.

Ook deze eisen liggen op het vlak van directe begeleiding, waarin de verzorgende een grote rol heeft.

Verder lezen?
www.vgn.nl/thema
certificatieschema gehandicaptenzorg.pdf (2008) via de HKZ-shop op www.hkz.nl

8.4.5 KWALITEITSZORG VANUIT DE CLIËNT

Een belangrijk onderdeel van kwaliteitszorg is de cliënttevredenheid. Onderzoek naar cliënttevredenheid kan op verschillende niveaus en manieren worden uitgevoerd. Op de plek waar een cliënt woont of werkt kan dit door de begeleiders worden gedaan. Gewoon door te vragen of na te gaan hoe de cliënt zijn zorg ervaart en natuurlijk door de evaluatie van het ondersteuningsplan. Daarnaast zijn vragenlijsten en enquêtes goede hulpmiddelen om de kwaliteit van zorg te meten.

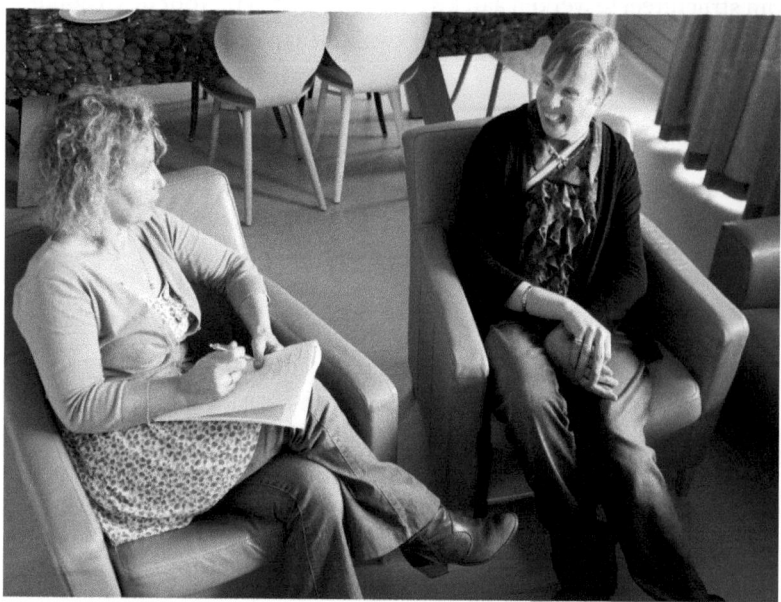

Figuur 8.3 Enquête invullen met de cliënt

Een klacht is vaak het vertrekpunt voor kwaliteitsverbetering. Daarin geeft de cliënt of diens vertegenwoordiger aan ontevreden te zijn over de geleverde zorg of een situatie. Klachten kunnen gaan over:
- *de manier van ondersteunen of begeleiden*: de cliënt vindt dat hij te veel wordt beperkt in zijn eetgedrag;
- *de manier waarop de ondersteuning is geregeld*: de cliënt wil dat de eigen begeleider hem naar zijn werk brengt in plaats van een vrijwilliger;
- *de manier van persoonlijke benadering*: de cliënt vindt dat hij als een klein kind wordt behandeld.

De verzorgende heeft een belangrijke rol in de eerste behandeling van een klacht over de zorg of verzorging. Het is belangrijk goed te luisteren naar het verhaal van de cliënt of vertegenwoordiger. Samen met de cliënt wordt gekeken naar oplossingen voor de klacht. Er kan een klachtenbemiddelaar worden ingeschakeld of de klacht kan worden ingediend bij de klachtencommissie van de instelling. Heeft dit geen effect, dan kan de cliënt zijn klacht neerleggen bij de Inspectie voor de Gezondheidszorg. Klachten over andere disciplines, zoals artsen, psychologen en verpleegkundigen, kunnen ook worden voorgelegd aan een van de Regionale Tuchtcolleges voor de Gezondheidszorg. Cliënttevredenheid kan ook op instellingsniveau worden gemeten. Hierdoor kan de instelling op beleidsniveau sturen op betere kwaliteit.

Als bijvoorbeeld alle cliënten binnen een instelling de kwaliteit van de warme maaltijd onvoldoende vinden, kan daar centraal actie op worden ondernomen.

Landelijk wordt ook gekeken naar tevredenheid bij mensen met een verstandelijke beperking. Dit wordt onder andere gedaan door het Nederlands instituut voor onderzoek van de gezondheidszorg NIVEL. Het NIVEL onderzoekt de effectiviteit en de kwaliteit van de gezondheidszorg in Nederland. In de VGZ heeft het NIVEL daarvoor het Panel Samen Leven opgericht, waarin zeshonderd mensen met een lichte of matige verstandelijke beperking zitten, en vierhonderd naasten van mensen met een verstandelijke beperking. De leden met een beperking worden eens in de twee jaar uitgenodigd voor een vraaggesprek bij hen thuis. Naasten worden schriftelijk en telefonisch geënquêteerd.

Verder lezen?
www.igz.nl
www.nivel.nl

8.5 Veiligheid en ongevallen

> Jos (42 jaar) is matig verstandelijk beperkt en woont in een huis waar 24 uur per dag begeleiding aanwezig is. Hoewel Jos epilepsie heeft, wil hij erg graag één keer in de week in bad. Hij ontspant daarvan en juist van stress krijgt hij aanvallen. In overleg met zijn ouders is besloten dat Jos één keer in de week in bad gaat. Er is altijd een begeleider bij. Vorige maand kreeg Jos een aanval in bad en de begeleider was maar net in staat om hem boven water te houden tot het bad leeg was. De melding die werd gemaakt van het incident heeft geleid tot nader onderzoek en nu gaat Jos in een tilzak in bad. Mocht hij dan een aanval krijgen, dan kan hij met de zak in de tillift eruit worden gehaald.

Cliëntveiligheid ontstaat wanneer de cliënt geen lichamelijke of psychische schade oploopt door onprofessioneel handelen van zorgverleners en/of door tekortkomingen van het zorgsysteem. Hoewel dit vanzelfsprekend klinkt, is het dat dus niet. Door fouten in de zorg lopen cliënten schade op. Dit kan gebeuren door een vergissing, een verkeerde inschatting, onvoldoende kennis of het vergeten van iets. Om zicht te krijgen op de incidenten zijn er meldingsformulieren voor incidenten en bijna-ongelukken. Op basis van deze formulieren krijgt

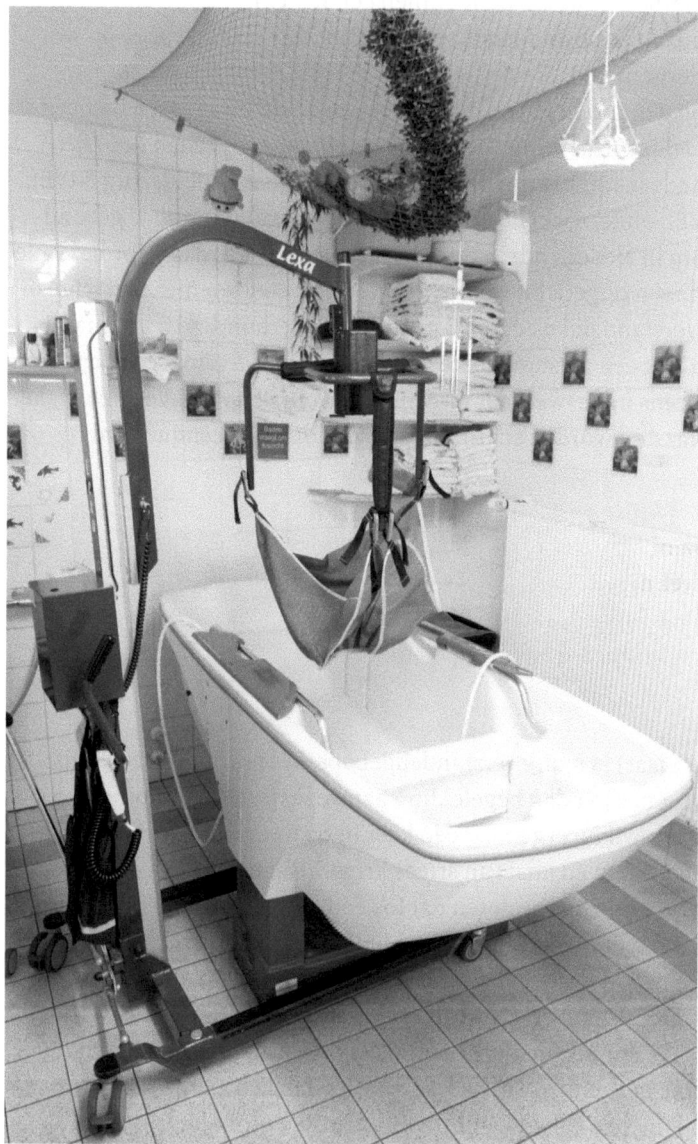

Figuur 8.4 Tillift om cliënt in bad te helpen

de instelling zicht op gevaarlijke situaties en daarmee kunnen fouten of ongevallen worden voorkomen. Dit kan ervoor zorgen dat er gericht preventief gewerkt kan worden door bijvoorbeeld scholing.
In de verstandelijk-gehandicaptenzorg is het risico op fouten en ongevallen groot om een aantal redenen:

- cliënten kunnen instructies niet altijd begrijpen of niet goed opvolgen;
- cliënten kunnen geen duidelijke informatie geven over hun gezondheidstoestand;
- cliënten kunnen geen vragen stellen;
- cliënten zijn soms verward;
- cliënten zijn wilsonbekwaam en worden soms gedwongen tot behandelingen;
- het gedrag van cliënten is soms onvoorspelbaar;
- cliënten kunnen ontstane situaties niet goed inschatten.

Door de kwaliteitscirkel te doorlopen wordt geprobeerd van deze fouten te leren. In de VGZ zijn verschillende initiatieven ondernomen om de cliëntveiligheid te verbeteren ten aanzien van medicatieveiligheid, ondervoeding en obesitas, decubitus, valincidenten, vrijheidsbeperking en epilepsie. Toch kan men in de VGZ op individueel niveau ook bewust kiezen voor een bepaald risico. Dit is dan meestal vanuit het oogpunt van kwaliteit van leven, zoals in de casus van Jos.
Om de cliëntveiligheid te vergroten is een open meldingscultuur noodzakelijk. Alle medewerkers moeten op de hoogte zijn van wat zij wel en niet moeten melden en hoe zij dit moeten doen. Verder moeten zij het doel van die meldingen kennen. Soms ontstaat er een meldingsverzuim bij incidenten die zeer regelmatig voorkomen. Iedereen accepteert dan eigenlijk de situatie zoals hij is en er is geen prikkel meer tot kwaliteitsverbetering.
Veiligheid leeft ook onder de cliënten zelf. Tijdens het congres Veiligheid van de VGN in november 2009 werd de film *Praten over je veilig voelen* gepresenteerd, waarin de volgende onderdelen van 'je veilig voelen' worden behandeld:
- je veilig voelen in je eigen huis;
- je veilig voelen op straat;
- je veilig voelen als je met anderen woont;
- je veilig voelen met informatie;
- je veilig voelen als je afhankelijk bent van anderen;
- praten over veiligheid.

Ook het oefenen van gevaarlijke situaties, zoals brand, valt onder de noemer veiligheid. Regelmatig, meestal één keer per jaar, kan een evacuatie worden geoefend. Op basis van de ervaringen wordt dan geëvalueerd of er situaties waren die extra risico's met zich meebrachten voor cliënten, en hoe de organisatie zich hield in een noodsituatie.

In een training bedrijfshulpverlening leren begeleiders om te gaan met de soms onvoorziene reacties van cliënten op calamiteiten. Zo zullen mensen met een verstandelijke beperking eerder reacties vertonen als:
- paniek;
- agressie;
- niet mee willen werken;
- schreeuwen.

Hoewel oefeningen heel zinvol zijn om bij een écht kritieke situatie goed te kunnen handelen, geven ze wel de nodige stress bij cliënten. Die snappen immers niet wat er aan de hand is en kunnen gevoelens van angst en onrust krijgen.

ZonMw, de organisatie die gezondheidsonderzoek en zorginnovatie stimuleert, heeft in de Database Patiëntveiligheid 140 projecten op het gebied van patiënt- en cliëntveiligheid samengebracht. Hiermee wil de organisatie eraan bijdragen dat kennis op dit gebied gemakkelijk te vinden is en haar weg vindt in de praktijk. Deze database bevat ook veel onderwerpen die de gehandicaptenzorg raken, zoals medicatieveiligheid, systemen voor het veilig melden van incidenten, valpreventie en vrijheidsbeperking.

Verder lezen?
www.zonmw.nl
www.vgn.nl
www.veiligheidsdatabase.nl

Register

aangeboren afwijkingen 21
absence 67, 69
activiteitenbegeleiding 135
ADHD 28
agressie 85
alcoholmisbruik 95
Alzheimer, ziekte van 23, 46, 101
anders kijken naar ... 119
angst 83
anti-epileptica 71
anti-trendelenburgligging 52
arts verstandelijk gehandicapten (AVG) 129
atone aanval 67, 69
autisme 93
automutilatie 86
AWBZ 147
AWBZ-functies 150

Basale Stimulatie 119
begeleid zelfstandig wonen 16
begeleider 13
benaderingswijzen 112
beroepscode 154
beroepsprofiel 154
bestralingen 79
beweging 48
bewindvoerder 143
BIG 146
bipolaire stoornis 89
bisacodyl 75
BOPZ 144
budgettering 152

cariës 53
chromosomen 21
cirkel van Deming 154
CIZ 150
cliënttevredenheid 159

cliëntveiligheid 161
clonazepam 70
College voor zorgverzekeringen (CVZ) 151
communicatie 110
comorbiditeit 46
complementaire zorg 107
congenitale hyperthyreoïdie (CHT) 22
contracturen 61
curator 143

dagactiviteitencentrum 18
dagbesteding 18, 136
decorumverlies 102
decubitus 80
dementie 100
Deming, cirkel van 154
depressieve stoornis 89
dexpanthenol 75
diabetes mellitus 76
diazepam 70
diëtetiek 134
doelen ondersteuningsplan 39
drugsgebruik 95
dyspraxie 25
dysthyme stoornis 88
dystonie 58

eetlust 29
eetproblemen 46
epilepsie 65
erfelijke afwijkingen 20
ergotherapie 132
ervaringsfasen 33
euforie 88
evaluatie en terugkoppeling 40

fenylketonurie (PKU) 22
fixatie 123

fragiele-X-syndroom 28
fysiotherapie 131

gedragsgerichte benadering 120
gedragsmodificatie 120
gedragsproblemen 82
gedwongen voeding of vocht 123
geen-bodemsyndroom 91
geestelijk verzorger 139
gegeneraliseerde epileptische aanval 67
geheugenproblemen 99
Gentle Teaching 116
gezinsvervangende tehuizen 16
groepsbegeleiding 125
groepscohesie 127
groepsconformiteit 126
groepsdruk 126
groepsdynamica 125
groepsprocessen 127

hallucinaties 93
handelingsbekwaam 143
harmonisatiemodel 158
hechtingsproblemen 90
Heijkoop, methode van 119
heimlichmanoeuvre 49
hielprik 22
HKZ 156
hygiëne 48
hyperglykemie 76
hypoglykemie 76
hypotonie 60

identiteits- en ontwikkelingsangst 84
immobiliteit 81
incidenten 161
incidentformulier 40
indicatiestelling 150
Inspectie voor de Gezondheidszorg 149
instellingen 16
intelligentiequotiënt (IQ) 31

kinderdagcentrum 18
klachtenprocedure 160
klonische aanval 67, 69
kortverblijftehuizen 16
kwaliteitscirkel 154, 163
Kwaliteitskader gehandicaptenzorg 158

Kwaliteitswet zorginstellingen (KWZ) 148
kwaliteitszorg 154
kyfose 58

lactulose 75
levensbeschouwing 139
levensboek 140
logeerhuizen 16
logopedie 133
lordose 59

maagzuurremmers 52
maatschappelijk werk 138
macrogol 75
magnesium 75
manische stoornis 89
mantelzorgers 16
medicatie zonder toestemming 123
medische zorg 128
mentor 143
metformine 77
methodische zorgverlening 36
midazolam 70, 106
Middelen en Maatregelen 144
–, formulier 40
middelenmisbruik 96
mlk-school 18
mondhygiëne 52
motoriek 53
myoklonische aanval 67
myoklonische schok 69

nekplooimeting 23
neusbeenmeting 23
niveaus verstandelijke handicap 31
NIVEL 161

observatieklinieken 16
obstipatie 73
ondersteuningsplan 35
ondertoezichtstelling 143
ongevallen 161
ongewenste zwangerschappen 98
ontwikkelingsdoelen 115
ontwikkelingsstoornissen 25
ontwikkelplan 35
onwillekeurige bewegingen 56
operatiewond 79
orthese 56, 59, 115
orthopedagoog 138

ouderenzorg 104
overbelastingsangst 84
overlevingssyndroom 84

palliatieve zorg 106
Panel Samen Leven 161
paralyse 61
paramedische zorg 131
parese 61
partiële epileptische aanval 67
persoonsbeeld 37, 38
persoonsgebonden budget 147
pictogrammen 110
pijn 64
Prader-Willi, syndroom van 29
probleemgedrag 112
psychische problemen 82
psychologische zorg 137
psychose 93

refluxziekte 51
respectvol en methodisch begeleiden 121
Rett, syndroom van 25
rituelen bij overlijden 107
rouw 107
rumineren 51

SBAR-methode 130
schijf van vijf 46
schuld- en gewetensangst 84
scoliose 58
seksueel misbruik 97
seksueel overdraagbare aandoeningen 97
seksuele gevoelens 97
seksuele voorlichting 98
sennosiden 75
separatie 123
Shalock en Verdugo, indeling van 37
Shane, indeling van 110
slechthorendheid 63
slechtziendheid 62
slikproblemen 50
SMART 39
snoezelen 103
sociale werkplaats 18
sociowoningen 16
spasticiteit 53
spelactiviteiten 136

spierslapte 29
spierspanning 58
stabiele zijligging 70
standaarden in de zorg 154
Stappenplan Omgaan met Probleemgedrag 112
status epilepticus 66
stemmingsstoornis 88
stemmingswisselingen 30
stervensbegeleiding 104
stofwisselingsziekte 21
structuur bieden 127
syndromen 22
syndroom van Down 23

tastzin 64
terminale fase 106
tic 57
Timmers-Huijgens, ervaringsordening van 33
tolbutamine 77
tonische aanval 67, 69
tonisch-klonische aanval 67
tonus 53
Totale Communicatie 117
tremoren 56
trisomie 21 23
Tuchtcolleges voor de Gezondheidszorg 160
tyltylschool 18

ulcus 80
Urlings, methode van 121

vallen 79
veiligheid 161
verbranding 79
verlamming 61
verouderingsproces 99
verslikken 50
verstandelijke handicap
 –, definitie 11
 –, niveaus 31
 –, soorten 20
verstopping 73
vertrouwenspersoon 140
videotraining 119
Vlaskamp, methode van 115
voorbehoedsmiddelen 98
voorbehouden handeling 146

voorzieningen in de VGZ 15
vrijheidsbeperkende maatregelen 122
vruchtwaterpunctie 23

wensen van de cliënt 39
werkplan 39
werkplekken 18
Wet BIG 146
Wet BOPZ 144
Wet zorg en dwang 145
WGBO 145
wilsbekwaam 146

Wmo 149
wonden 78
woonvoorzieningen 15

zelfverwonding 86
zmlk-school 18
zorg en dwang 145
zorg(leef)plan 35
zorgovereenkomst 35
zorgverzekeraars 159
ZZP 151

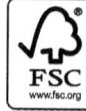

MIX
Papier aus verantwortungsvollen Quellen
Paper from responsible sources
FSC® C105338

If you have any concerns about our products, you can contact us on
ProductSafety@springernature.com

In case Publisher is established outside the EU, the EU authorized representative is:
**Springer Nature Customer Service Center GmbH
Europaplatz 3, 69115 Heidelberg, Germany**

Printed by Libri Plureos GmbH
in Hamburg, Germany